DE L'APPLICATION

DE LA

SUTURE ENCHEVILLÉE

A L'OPÉRATION

DE L'ENTROPION SPASMODIQUE

Au moyen d'une nouvelle espèce de cheville (cheville jumelle ou à double branche)

PAR

F. VAUQUELIN,

MÉDECIN OCULISTE ET AURISTE A PARIS,

Bachelier ès-lettres, Docteur en médecine de la Faculté de Paris,
Ex-Elève de première classe de l'Ecole Pratique de la même Faculté, Membre honoraire de la Société médicale (2me arrond.) de Paris, Fondateur à Paris et Directeur du DISPENSAIRE NOTRE-DAME pour le traitement gratuit des maladies des organes des sens,
Médecin oculiste et auriste du Comité catholique de bienfaisance universelle de l'Institut des Frères de la Doctrine chrétienne et des Ecoles de Paris, etc.;

PRÉCÉDÉE D'UN AVANT-PROPOS

Renfermant une lettre où sont exposés le but et les moyens du DISPENSAIRE NOTRE-DAME et des considérations sur l'influence des spécialités sur le progrès dans les sciences, dans les arts, etc., et particulièrement en médecine.

AVEC DES NOTES ET DES PLANCHES

Contenant 10 figures gravées, se rapportant à la description d'Instruments nouveaux, qui ont été présentés à l'Académie de Paris, pour le traitement et l'opération de diverses affections des yeux et des oreilles, et accompagnées d'observations médico-chirurgicales dans lesquelles ces instruments, qui permettent de pratiquer, *sans aide*, la plupart des opérations de la chirurgie oculaire, ont été employés.

Si minutulas dedi distinctiones, tales solummodo videbuntur ignoranti quod res parvæ persæpe maximas trahant.
STOLL (RATIO MEDENDI).

PARIS.

GERMER-BAILLIÈRE, LIBRAIRE-ÉDITEUR,

RUE DE L'ÉCOLE-DE-MÉDECINE, 17.

LONDRES.
H. BAILLIÈRE, 219, Regent street.

MADRID.
CH. BAILLY-BAILLIÈRE.

SAINT-PÉTERSBOURG.
ISSAKOFF BELLIZARD.

NEW-YORK.
CH. BAILLIÈRE.

ROUEN. — LEBRUMENT, LIBRAIRE, QUAI NAPOLÉON, 55.

1853

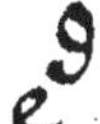

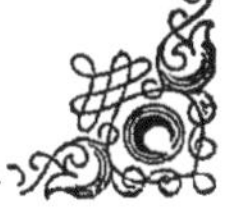

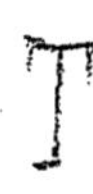

DE L'APPLICATION

DE LA

SUTURE ENCHEVILLÉE

A L'OPÉRATION

DE L'ENTROPION SPASMODIQUE

Au moyen d'une nouvelle espèce de cheville (cheville jumelle ou à double branche)

PAR

F. VAUQUELIN,

MÉDECIN OCULISTE ET AURISTE A PARIS,

Bachelier ès-lettres, Docteur en médecine de la Faculté de Paris,
Ex-Élève de première classe de l'École Pratique de la même Faculté, Membre honoraire de la Société médicale (2me arrond.) de Paris, Fondateur à Paris et Directeur du DISPENSAIRE NOTRE-DAME pour le traitement gratuit des maladies des organes des sens,
Médecin oculiste et auriste du Comité catholique de bienfaisance universelle,
de l'Institut des Frères de la Doctrine chrétienne et des Écoles de Paris, etc.;

PRÉCÉDÉE D'UN AVANT-PROPOS

Renfermant une lettre où sont exposés le but et les moyens du DISPENSAIRE NOTRE-DAME, et des considérations sur l'influence des spécialités sur le progrès dans les sciences, dans les arts, etc., et particulièrement en médecine.

AVEC DES NOTES ET DES PLANCHES

Contenant 10 figures gravées, se rapportant à la description d'Instruments nouveaux, qui ont été présentés à l'Académie de Paris, pour le traitement et l'opération de diverses affections des yeux et des oreilles, et accompagnées d'observations médico-chirurgicales dans lesquelles ces instruments, qui permettent de pratiquer, *sans aide*, la plupart des opérations de la chirurgie oculaire, ont été employés.

« Si minutulas dedi distinctiones, tales solummodo videbuntur ignoranti quod res parvæ persæpe maximas trahant.

STOLL (RATIO MEDENDI).

PARIS.

GERMER-BAILLIÈRE, LIBRAIRE-ÉDITEUR,

RUE DE L'ÉCOLE-DE-MÉDECINE, 17.

LONDRES.	MADRID.
H. BAILLIÈRE, 219, Regent street.	CH. BAILLY-BAILLIÈRE.
SAINT-PÉTERSBOURG.	NEW-YORK.
ISSAKOFF BELLIZARD.	CH. BAILLIÈRE.

ROUEN. — LEBRUMENT, LIBRAIRE, QUAI NAPOLÉON, 55.

1853

AVANT-PROPOS.

« C'est le propre de ceux qui ont une idée générale en médecine, de vouloir faire ployer tous les phénomènes à cette idée ; le défaut de trop généraliser a peut-être plus nui à la science, que celui de ne voir chaque phénomène qu'isolément. »
Xavier BICHAT (ANATOMIE GÉNÉRALE).

Ce Mémoire avait été présenté, à Paris, à la Société médicale du 9e arrondissement, dans la circonscription duquel se trouve situé le *Dispensaire Notre-Dame* que j'ai fondé en 1847, place du Parvis, n° 30, *pour le traitement gratuit des maladies des organes des sens*, et qui, depuis, a été transféré *au* n° *4 de la même place Notre-Dame,* en face l'Hôtel-Dieu. La trop grande distance qui m'en séparait, mon domicile particulier se trouvant précédemment rue du Faubourg-Montmartre, dans le 2e arrondissement, m'obligeait, pour éviter une perte de temps assez considérable, à me rapprocher de mon Dispensaire, où le traitement a lieu tous les jours à dix heures, excepté les dimanches. Je vins donc habiter le n° 3 de la rue d'Arcole, et, pour établir des relations de bon voisinage avec mes nouveaux confrères, je crus devoir demander à faire partie de leur société locale. Me présentant avec la recommandation de M. le Président et de MM. les Membres du bureau de la Société médicale du 2e arrondissement dont je faisais partie depuis plusieurs années, et dont j'avais été, à l'unanimité, nommé membre honoraire, j'attendis plusieurs mois une réponse, prenant patience, et pensant que cette Société, qui, au dire de M. son secrétaire, ne se trouvait pas toujours en nombre à l'époque de ses réunions mensuelles, n'avait peut-être pas eu de séance régulière. J'écrivis enfin à M. le Secrétaire, qui me répondit qu'il avait présenté ma demande et mon Mémoire, et qu'une commission, dont M. le Président de la Société était le rapporteur, avait fait sur mon travail un rapport tout à fait favorable ; mais qu'une seconde commission, chargée de faire le rapport personnel, s'était excusée d'abord de n'avoir pu se procurer des renseignements suffisants sur le Dispensaire que je dirigeais, et, dans une séance ultérieure, était venue dire à la Société que ces renseignements ne lui avaient pas paru satisfaisants ; de sorte que l'ajournement de la réponse à ma demande avait été voté pour laisser le temps de prendre de nouvelles informations. Les statuts de cette Société, du règlement de laquelle on m'avait remis un exemplaire, portant (*article* 5) que, « *dans le cas d'ajournement, la délibération sera reportée de droit à la séance suivante,* » je pensais recevoir, dans un court délai, un avis d'admission ou de rejet motivé ; mais je n'entendis plus parler de la Société, ni de la commission, dont on ne m'avait pas fait connaître les membres, et qui ne se donna la peine de se renseigner, ni auprès de moi, comme cela se pratique d'ordinaire, ni au Dispensaire Notre-Dame, ouvert tous les jours au public. Comme j'avais fait les premières avances pour établir des relations de bonne confraternité, et que j'avais la prétention de croire qu'une demande poliment formulée, et présentée sous les auspices de la Société la plus nombreuse de Paris, et composée de la plupart des illustrations du corps médical, méritait au moins une réponse, je ne m'en occupai plus, jugeant qu'il y avait au fond de cette manière d'agir, soit de la part de la Société, soit de la part de la commission qu'elle avait nommée, une rivalité de quartier qui faisait qu'on ne voulait ni m'admettre définitivement pour paraître m'exclure, ni m'exclure parce qu'on n'avait pas de motifs d'exclusion, puisqu'on ne me les faisait pas connaître, et je ne m'en connaissais pas moi-même; rivalité, du reste, purement gratuite, car je n'avais choisi le quartier Notre-Dame que comme centre topographique de Paris, la clientèle, pour la spécialité que j'avais adoptée, venant indistinctement de tous les quartiers de la capitale, de la province ou de l'étranger. Ce ne fut que deux ans plus tard, qu'ayant besoin de mon manuscrit, j'allai le redemander à M. le Secrétaire. Cet honorable confrère, avec lequel je n'avais eu que de bonnes relations, me fit connaître que l'ajournement avait été voté sur l'allégation de la commission que je vendais les médicaments aux malades venant au traitement gratuit du Dispensaire Notre-Dame. Quant à la délibération définitive prescrite par l'art. 5 du règlement, elle n'avait pas eu lieu. Je repoussai cette assertion calomnieuse, et j'ai toute raison de la croire mal intentionnée (1), par une dénéga-

(1) Il m'est d'autant plus permis de qualifier ainsi la nature des intentions des membres de la commission, que, du reste, je ne connais pas, lorsqu'ils avançaient des faits entièrement controuvés, et que je les ai mis au défi de prouver, qu'il m'a été rapporté par des personnes dignes de foi, auxquelles toutefois je ne m'en informais guère, que des membres de cette Société avaient manifesté à mon égard des intentions très-hostiles. Ces membres faisaient-ils partie de la commission? je l'ignore; tout ce que je sais, c'est que l'un d'entre eux, qui a dans un temps fait partie du bureau, poussa cette hostilité jusqu'aux injures, et cela à l'occasion d'une malade que j'avais traitée gratuitement deux ans auparavant, et que j'avais eu le malheur de guérir de la perte de la vue par suite de kératite ponctuée. Cette malade, inscrite depuis au bureau de bienfaisance, dans la section dont ce charitable confrère est le médecin, voyant sa maladie récidiver, alla lui demander conseil, afin d'obtenir les médicaments et les secours auxquels sa maladie lui donnait droit. Celui-ci lui confessa d'abord son incompétence en ophthalmologie, et l'engagea à s'adresser à un oculiste, lui promettant de contresigner toutes les ordonnances, afin qu'elle pût obtenir ses médicaments au bureau de bienfaisance. La malade, que j'avais déjà guérie, vint tout naturellement me trouver, et cette fois je crus pouvoir me dispenser de lui donner les remèdes, puisqu'elle devait les obtenir gratuitement ailleurs; mais son médecin se refusa immédiatement à contresigner ma prescription en se servant à mon égard d'expressions que, pour la dignité de la profession, je m'abstiendrai de répéter, et ne se décida à le faire, pour cette fois seulement, que sur les pressantes réclamations de la malade, qui prit énergiquement ma défense. Comme elle avait quelques motifs de me continuer sa confiance, et qu'elle annonçait l'intention formelle de ne pas se rendre à la consultation ophthalmologique que lui avait assignée son médecin, je ne crus pas devoir lui refuser mes soins, et j'en fus quitte pour les médicaments. Ce n'est pas, du reste, la seule fois que j'aie eu l'occasion de voir des malades de cette section, obligés de chercher dans la bienfaisance privée ou dans leurs ressources exiguës, des secours auxquels ils avaient droit gratuitement, par suite de la résistance ou de l'incurie de ce confrère, qui trouve probablement avantageux, ne serait-ce que dans l'espoir d'une distinction, de se parer du nom de médecin de la charité, mais qui trouve sans doute aussi très-commode de s'en éviter les fatigues. Ainsi, j'ai traité dernièrement encore, à mon dispensaire, un enfant atteint de conjonctivite catarrhale et de taches sur les cornées, résultant de kératites ulcéreuses concomitantes d'une rougeole pendant laquelle la mère, qui a en outre deux autres enfants, n'ayant pu malgré plusieurs démarches obtenir sa visite, fut non-seulement forcée de recourir, en payant, à un autre médecin pour ne pas priver son enfant des conseils qu'elle lui croyait utiles, mais aussi, par la même raison, d'acheter à ses

tion formelle, comme c'était mon droit et mon devoir, dénégation qu'auraient pu venir appuyer plus de *cinq mille malades* qui avaient reçu de ma part, gratuitement, soins, médicaments ou opérations, et à laquelle se serait associé *le Conseil de Préfecture de la Seine;* car, d'après le rapport d'un de ses délégués, envoyé pour vérifier les registres de mon Dispensaire et rendre compte de l'état de cet établissement, il m'avait, depuis plusieurs années, fait la remise de la contribution mobilière et de la patente médicale, comme me l'a faite aussi, sur la délibération de *M. le Ministre des finances*, M. le Receveur de l'enregistrement, pour le timbre à apposer sur les cartes portant le modèle du certificat d'admission. Les marques de la sympathie la plus bienveillante et la plus honorable pour moi ne m'avaient, du reste, pas manqué, soit de la part des autorités et des personnes qui s'occupent de bienfaisance, soit de la part d'un grand nombre de mes confrères. Les Sœurs hospitalières de Saint-Thomas de Villeneuve, au pansement quotidien desquelles viennent de très-loin un grand nombre de malades, m'avaient adressé au Dispensaire Notre-Dame, depuis sa fondation, ceux atteints d'affections des organes des sens, dont la gravité les engageait à ne pas se charger. Les frères des Ecoles chrétiennes de Paris, qui ont eu fréquemment l'occasion de recourir à mes conseils, m'en ont témoigné toute leur reconnaissance pour eux-mêmes et pour les indigents qu'ils m'ont envoyés. Je prendrai la liberté de rapporter ici ma correspondance avec le Supérieur général de leur ordre, parce que le but et les moyens du Dispensaire Notre-Dame s'y trouvent exposés dans la lettre suivante, que j'écrivais en date du 11 janvier 1853 :

« Monsieur le Supérieur,

« Je ne pense pas avoir l'honneur d'être connu personnellement de vous, bien que ma profession m'ait souvent mis en relation avec différents membres, soit de votre maison centrale, soit de ses succursales. Docteur en médecine, je me suis livré à l'étude et au traitement des maladies des organes des sens, pour le *traitement gratuit* desquelles j'ai fondé, en 1847, le Dispensaire Notre-Dame, alors situé place du Parvis, n° 30, et transféré, depuis, même place, n° 4. Les sens de l'ouïe et de la vue étant les deux les plus importants, c'est aussi pour les maladies des yeux et des oreilles que je suis le plus souvent consulté, et que j'ai eu le plus souvent l'occasion de soigner des membres de votre institution. Le frère Féréol, autrefois pharmacien de votre maison centrale, que j'ai traité lui-même, sans succès il est vrai, sa surdité d'une oreille remontant, je crois, à vingt années d'existence, m'amena souvent, dans le temps, des malades pour les yeux et les oreilles, qui, la plupart, ont été guéris, et dont un, professeur de mathématiques, je crois, est encore en traitement, des cataractes qui nécessiteront l'opération lorsque leur maturité sera venue, s'étant déclarées dans les deux yeux. D'autres m'ont aussi été amenés par le frère pharmacien actuel. M. l'archiprêtre de l'église métropolitaine Notre-Dame de Paris, m'ayant honoré de sa visite, me demanda, lorsque j'allai la lui rendre, des cartes d'admission à mon Dispensaire, pour en remettre aux sœurs et aux dames de charité de sa paroisse, dans une assemblée qui devait avoir lieu le jour même, et m'engagea à en faire parvenir aux autres sœurs et aux dames de charité, ainsi qu'aux frères des écoles, puisque vous et elles êtes

---

frais les médicaments qui ne pouvaient lui être délivrés au bureau sur une signature étrangère. Pour éviter à cette indigente une nouvelle dépense que sa position ne lui permettait plus de faire, ou un refus qui ne devait pas lui manquer, je pris encore cette fois le parti de lui donner moi-même les médicaments.

journellement en contact avec des enfants souffrant des maladies que je traite spécialement; maladies dont la nature, souvent contagieuse, les fait éloigner, du moins temporairement, des classes. Comme la plupart de ces enfants appartiennent à la partie malheureuse de la société, le modèle de certificat que j'ai mis derrière la carte que vous trouverez ci-incluse, dans le but d'exclure les parasites ou les faux indigents, pourrait toujours, sans inconvénient, être rempli par les membres de votre institution. J'ai remis des cartes de mon Dispensaire à M. le Directeur de votre succursale de Saint-Louis-en-l'Ile, où j'avais aussi soigné un de vos frères pour les yeux. Il s'est chargé d'en remettre aux frères des quatre écoles sous sa dépendance. Ne connaissant pas le siége de vos autres maisons locales, je viens m'adresser à vous, Monsieur le Supérieur, afin que, si vous jugez que mon Dispensaire puisse être de quelque utilité aux enfants de vos écoles, vous vouliez bien m'aider à leur en faire parvenir des cartes d'admission.

« Comme vous le verrez par la carte ci-jointe, le traitement a lieu tous les jours à 10 heures, les dimanches exceptés, et se prolonge en général jusqu'à midi, quelquefois une heure; mais je n'indique que l'heure de 10 heures, afin que les malades, arrivant assez tôt, m'évitent ainsi la perte de temps ou l'encombrement. Le certificat n'a besoin d'être rempli que pour les malades qui réclament les médicaments; ceux qui ne demandent qu'un conseil, et auxquels leurs ressources permettent de se procurer les remèdes, peuvent se dispenser de cette formalité; une ordonnance écrite leur est délivrée afin qu'ils puissent la faire exécuter par leur pharmacien habituel; mais beaucoup d'ouvriers qui ne sont pas inscrits aux bureaux de bienfaisance et que le peu de gravité de leurs affections ne permet pas d'admettre dans les hôpitaux, parce qu'ils peuvent encore marcher et que les lits y sont souvent sollicités par des maladies immédiatement plus graves, se trouvent fréquemment, par suite du chômage résultant de leur maladie, dans l'impossibilité de se procurer les médicaments nécessaires à leur guérison, et l'aggravation, quelquefois même l'incurabilité de leur mal, peuvent aussi en être la conséquence. Mes ressources personnelles, quoique limitées, me permettent de leur venir en aide, parce que le cadre des affections que je traite étant borné, les médicaments, dont je puis préparer une partie moi-même, sont également restreints quant à leur nombre, et me reviennent à un prix comparativement peu élevé, c'est-à-dire au prix de l'achat de la matière première, le temps employé à leur préparation, qui se fait en grand, n'étant pas compté. Quant à ceux que je ne puis préparer moi-même, je délivre aux malades des bons pour les aller prendre chez le pharmacien.

« Je n'admets point d'élèves à mon traitement, et par conséquent ne fais point de clinique, malgré tout l'avantage que j'aurais à me mettre ainsi en rapport avec les médecins de la province, ayant reconnu, en visitant les différentes cliniques spéciales de Paris, que, surtout pour les maladies des yeux, chez les enfants, le plus souvent indociles, et même chez les adultes, il n'était pas sans de grands inconvénients que plusieurs personnes vinssent successivement écarter ou retourner des paupières enflammées pour examiner le globe de l'œil (1).

---

(1) J'ajouterai que plusieurs lits sont réservés aux malades atteints de cataractes ou d'affections nécessitant des opérations après lesquelles le déplacement peut être dangereux, lorsque l'éloignement de ces malades ne permet pas de les opérer à domicile ou de surveiller convenablement le traitement consécutif. Sur plus de cinq mille inscrip-

« Recevez, monsieur le Supérieur, l'assurance de la considération distinguée, etc.

« F. VAUQUELIN,
« D.-M. oculiste et auriste. »

Je reçus quelques jours après la réponse suivante :

J. M. J.

INSTITUT DES FRÈRES DES ÉCOLES CHRÉTIENNES, RUE OUDINOT, 27.

« Paris, le 15 janvier 1853.

« *A Monsieur le Docteur Vauquelin, à Paris.*

« Monsieur le Docteur,

« J'ai reçu la lettre que vous m'avez fait l'honneur de m'écrire le 11 de cé mois, et je saisis avec empressement l'occasion qu'elle me fournit de vous témoigner ma reconnaissance pour les soins généreux que vous voulez bien donner à ceux de nos frères qui viennent vous consulter.

« Pour entrer dans les vues charitables que vous m'exprimez au sujet des cartes d'admission à votre Dispensaire, que vous voulez bien confier aux directeurs de nos divers établissements de Paris et de la banlieue, je vous envoie la liste de leurs adresses ; toutefois, si vous éprouviez quelque difficulté à leur faire parvenir ces cartes directement, je me chargerais de les leur envoyer.

« Veuillez agréer l'hommage de la haute considération avec laquelle je suis, monsieur le Docteur, votre très-humble serviteur,

« *Le Supérieur général,*
« F. PHILIPPE. »

Profitant de l'offre obligeante de M. le Supérieur général, je lui fis remettre pour les dix-sept maisons succursales dont il m'envoyait la liste pour Paris et la Banlieue, et dont chacune comprend elle-même, suivant la population du quartier, un plus ou moins grand nombre d'écoles, dix mille cartes, en l'engageant à les répartir suivant l'importance de chaque maison. Il m'en accusa réception dans la lettre suivante :

« Paris, le 25 février 1853.

« Monsieur le Docteur,

« J'ai reçu, avec votre bienveillante lettre, les dix mille cartes que vous

---

tions qui existent actuellement, quatre mille environ se rapportent aux affections des yeux, et le reste aux maladies des autres sens, parmi lesquelles la surdité et les différentes lésions de l'oreille réclament à elles seules plus de cinq cents malades. Chaque malade n'est inscrit qu'une fois, lors de sa première apparition au dispensaire, et quel que soit le nombre d'affections qu'il ait par la suite, il conserve toujours son numéro primitif. Le même malade pouvant en moyenne venir cinq fois pour un traitement réclamer les consultations, opérations et médicaments, et la même personne ayant depuis son inscription pu avoir plusieurs maladies, j'estime que le nombre des médicaments délivrés de 1847 à 1853, s'élève approximativement à trente mille. Ce chiffre indiquerait le nombre de consultations pour lesquelles les médicaments ont été délivrés, mais il faut remarquer que la même consultation exige le plus souvent que le malade emporte plusieurs ordres de moyens thérapeutiques, tels que collyres divers, pommades ophthalmiques ou autres, purgatifs, agents modificateurs de la constitution, etc.

voulez bien mettre à la disposition de nos Frères de Paris pour le traitement gratuit des enfants pauvres qui fréquentent leurs classes.

« Je m'empresserai d'en faire la répartition à chacun des Frères directeurs de nos différents établissements, qui les recevront, j'en suis sûr, avec une bien vive reconnaissance. Si par la suite, quelques-uns d'entre eux venaient à en être dépourvus, ils prendraient la respectueuse liberté d'en solliciter d'autres de votre charité.

« Daignez agréer l'hommage des sentiments de profond respect et de vive reconnaissance avec lesquels j'ai l'honneur d'être, Monsieur le Docteur, votre très-humble et très-obéissant serviteur.

« *Le Supérieur général,*
« F. PHILIPPE. »

Un grand nombre de maires, d'adjoints, de commissaires de police, d'administrateurs de bureaux de bienfaisance, de dames de charité, de curés, de sœurs des écoles, etc., à Paris et dans les départements, ont adressé au dispensaire de Notre-Dame des malades dont l'état précaire était constaté par leurs certificats, et qui ont été admis au traitement gratuit. Un assez grand nombre de médecins de Paris ou de la province m'ont encore adressé ou amené de leurs malades. Différents médecins et chirurgiens des hôpitaux m'en ont aussi envoyé, que des affaires personnelles obligeaient de quitter leurs salles ou dont les affections ne paraissaient pas assez graves pour motiver une admission. Parmi ces honorables confrères, je me bornerai à citer, à l'Hôtel-Dieu de Paris, MM. les docteurs Tardieu, médecin, membre de la Commission consultative d'hygiène; feu M. Husson, médecin; M. Bouchardat, pharmacien en chef, administrateur du bureau de bienfaisance et professeur d'hygiène à la Faculté; M. le baron Boyer, chirurgien; M. le Directeur de l'Hôtel-Dieu. A l'Institut des Sourds-Muets, M. le docteur Menière, médecin. A Beaujon, M. le docteur Robert, chirurgien; M. le professeur Laugier, mon collègue comme membre honoraire de la Société médicale du 2e arrondissement, qui occupe maintenant avec tant de distinction à la Pitié la chaire de clinique chirurgicale, laissée vacante par la mort prématurée de mon savant et regrettable ami, le professeur Auguste Bérard, auquel nous devons de connaître le substantiel *Traité des Maladies des yeux* de Mackensie, par la traduction qu'il en a faite et annotée ; et qui perpétue dans ses salles le service d'ophthalmologie créé par Sanson et continué par feu Bérard; M. Laugier, qu'il me soit permis de le dire ici, à la famille duquel mon nom et ma famille doivent de la reconnaissance, car c'est dans la maison du chimiste habile, son père, que le modeste et non moins illustre chimiste parti d'une chaumière normande, auquel son pays vient d'élever un monument, le grand Vauquelin, ainsi que l'appelait Napoléon, dont il fut l'ami, a rencontré d'abord cette exquise bienveillance qui, en encourageant ses premiers pas et l'associant à Fourcroy, allait le conduire au faîte de la science.

Je dois à M. le Secrétaire de la Société du 9e arrondissement de dire que, protestant de n'être pour rien dans cette affaire, il me proposa d'entretenir de nouveau la Société de ma demande; mais je le remerciai, mon intention, en me présentant chez lui, n'étant que de reprendre mon manuscrit, et ne devant être dans aucun cas de faire partie d'une Société où j'avais à rencontrer de la part de certains de ses membres, au lieu des sentiments d'une serviable confraternité, ceux d'une animosité jalouse.

Telle est du reste, et telle a été de tout temps la position des médecins qui se sont voués à l'étude approfondie d'une branche particulière de l'art de guérir, que, soit qu'ils aient été portés à la spécialité par goût, soit qu'ils l'aient adoptée par circonstance ou par devoir, ils ont toujours eu peine à se faire pardonner de la part de ceux de leurs confrères qui, se rehaussant du titre pompeux d'encyclopédistes, sembleraient s'être réservé le monopole du savoir, la supériorité toute naturelle et appréciée du public, que la concentration de leurs travaux sur quelques points importants de la science a dû nécessairement leur faire acquérir. De là, l'antagonisme qui, pour un certain nombre de médecins, plus soucieux de leurs propres succès que de la dignité du corps médical, qu'ils n'en affichent pas moins la prétention de vouloir seuls sauvegarder, a donné naissance à deux classes rivales, les *encyclopédistes* et les *spécialistes;* les premiers affectant d'oublier qu'en raison même de l'organisation de l'instruction médicale, les spécialistes, avant d'être spécialistes, ont indispensablement été encyclopédistes, et que, sous ce rapport, ils auraient au moins l'avantage du titre. C'est d'ailleurs donner à la qualification d'*encyclopédiste*, en l'appliquant ainsi, une signification erronée et détournée de son acception grammaticale. Car, d'après la définition même qu'en donne l'Académie, elle veut dire que celui auquel on l'applique travaille à une encyclopédie, et non pas qu'il est lui-même une *encyclopédie vivante*, ce qui serait en effet une prétention exagérée et ridicule. Or, si une encyclopédie est un tout résultant de la réunion des différentes branches d'une science, n'est-il pas vrai de dire que celui qui aura le mieux cultivé, et qui, par conséquent, connaîtra le mieux une branche particulière de cette science, sera aussi le plus apte à travailler à cette encyclopédie? et, sous ce rapport, les *meilleurs encyclopédistes* seraient encore les *spécialistes*. Mais ne vaudrait-il pas bien mieux laisser de côté ces distinctions, pour ne se rappeler que la communauté d'origine, qui nous fait tous les enfants d'une même mère, l'école, chacun ayant, suivant les circonstances, son aptitude, son goût ou son devoir, porté ses pas dans tel sentier plutôt que dans tel autre?

Pour mon compte, je dois surtout aux circonstances, entre autres à deux accidents qui auraient pu interrompre ma carrière, d'avoir, à mon début dans l'étude de la médecine, été dirigé vers la spécialité que j'ai bientôt embrassée par goût et par reconnaissance. Dès ma première année d'externat à l'hospice général de Rouen, sous la direction de feu le docteur Blanche, une violente inflammation traumatique de l'œil, due à un fragment de potasse caustique qui me fut lancé entre les paupières pendant l'application de cette substance sur une adénite en suppuration, m'intéressa d'abord vivement, on le conçoit, à l'ophthalmologie. Venu à Paris, j'y fus, avant la fin de mes études, affecté d'un polype de la membrane du tympan, qui remplit le conduit auditif externe de l'oreille droite, et amena la surdité de ce côté. La cautérisation à la manière ordinaire ayant échoué entre les mains d'un des professeurs les plus écoutés de cette époque, et sans contredit l'un des chirurgiens les plus justement recommandables, j'invoquai les ressources de la spécialité, et je suis heureux de pouvoir le dire aujourd'hui, elles ne me firent pas défaut; aussi saisirai-je la circonstance présente pour adresser mes publics remercîments à l'habile otologiste, mon confrère Deleau, dont la bienveillante sollicitude fut non-seulement pour moi l'occasion d'une guérison si désirée, mais me permit encore d'étudier fructueusement une branche particulière de l'art pendant le temps assez long où j'assistai, autant comme élève que comme malade, aux traitements journaliers de sa pratique étendue.

Une nécessité s'offrit ensuite pour moi d'étudier la physiologie normale et la physiologie pathologique des organes des sens, le sort m'ayant donné à traiter comme sujet de thèse inaugurale : *des fonctions du nerf de la cinquième paire, de ce nerf qu'on peut appeler le lien physiologique des organes des sensations spéciales.* Les expériences récentes de M. Magendie avaient donné une grande importance à cette question, car il avait voulu démontrer, et par la physiologie expérimentale, et par l'anatomie pathologique, que c'était par le trijumeau seulement, et non par les nerfs reconnus jusqu'alors comme spéciaux, que les sensations spéciales arrivaient au cerveau ; controverse d'où il est sorti pour moi que si ce nerf n'a pas une aussi grande importance, il n'en est pas moins, pour les organes des sens, un lien physiologique dont l'intégrité est indispensable au jeu régulier de leurs fonctions. Ce n'est que quelques années plus tard, et après m'être livré pendant cet intervalle à la pratique simultanée des diverses branches de la médecine et de la chirurgie, en même temps qu'à l'étude de la spécialité dont j'avais pris le goût, qu'une occasion se présenta de fonder, de concert avec mon confrère et ami le docteur Leport, un Dispensaire pour le traitement gratuit des maladies des yeux, Dispensaire qu'à son départ pour Rouen, où l'appelaient des intérêts particuliers, je transportai sur la place Notre-Dame, centre géométrique de Paris, en réunissant au traitement des affections de l'œil celui des maladies des organes des quatre autres sens. S'ils n'ont pas tous les cinq une égale importance, si les organes de la vue et de l'ouïe sont ceux pour les maladies desquels on est le plus fréquemment consulté à cause du trouble que, plus que celles des trois autres (le goût, l'odorat et le tact, ce dernier comprenant cependant à lui seul la classe importante des maladies de la peau) elles apportent dans les relations sociales, il y a néanmoins tant de points de contact, tant d'analogies de but, tant de liaisons anatomiques, physiologiques et pathogéniques entre les organes de ces fonctions si délicates, qu'au point de vue de la philosophie médicale, il y a tout avantage à les réunir pour la pathologie, comme la plupart des auteurs l'ont fait pour l'anatomie et la physiologie. Une chose même surprend, c'est que cette donnée philosophique n'ait pas été jusqu'alors remplie, et qu'aucun traité résumant l'histoire des affections de cette famille toute naturelle d'organes n'ait encore été écrit. Ce n'est pas cependant que l'esprit d'ensemble ait dû nécessairement manquer aux auteurs des traités spéciaux qui ont été publiés sur chaque question en particulier, et je suis loin d'admettre le reproche que quelques médecins dits encyclopédistes ne se font pas faute d'adresser aux spécialistes, en les accusant d'une certaine étroitesse de vues que rien ne justifie, si ce n'est la présomption intéressée de leurs rivaux, qui s'imaginent sans doute suppléer aux connaissances de détail précis, qu'ils ne se sont pas donné la peine d'acquérir, en se drapant dans un superbe dédain. Et pourtant si l'esprit de généralisation est une qualité précieuse, dont ne sont pas plus que les autres dépourvus les pathologistes spéciaux, il est vrai de dire que la qualité inverse est souvent infiniment plus utile au point de vue du but définitif de toute médecine pratique, la guérison du malade. Si cette vérité n'était pas incontestable, pourquoi les deux grandes divisions fondamentales de *médecine* et de *chirurgie* existeraient-elles depuis si longtemps ? car c'est déjà là l'origine de la spécialité. Hippocrate, le père de notre art, notre maître à tous dans la science de l'observation et dans la grandeur des aperçus généraux, a bien pu les embrasser toutes les deux de son vaste génie ; mais qui de nous, malgré les progrès que le temps amène toujours, oserait s'égaler à Hippocrate? N'est-ce pas le sentiment de notre propre faiblesse, et l'impossibilité de tout faire à la fois, et de tout faire également bien, qui nous a portés à diviser? Quel bénéfice le malade retirerait-il de ce que son médecin ait la prétention d'être en même temps chimiste habile, botaniste distingué, physicien profond, etc., si dans la maladie qui le tourmente actuellement les études que celui-là aura nécessairement été obligé de tronquer en voulant embrasser trop, lui ont fait négliger ou lui ont laissé ignorer un détail d'où dépend son incurabilité ou sa guérison?

Il faut véritablement que l'esprit de parti, le sentiment exagéré de l'intérêt personnel ou la vanité scientifique aient été portés bien loin chez certains médecins qui se sont déclarés les adversaires systématiques et passionnés des spécialités, puisqu'ils ont été jusqu'à nier leurs avantages en médecine et leur influence sur les progrès de notre art. La médecine est-elle donc quelque chose qui soit en dehors des lois communes aux sciences, aux arts et à l'industrie, dans lesquels personne n'a jamais songé à nier que les découvertes ou la perfection des résultats fussent précisément dues aux aptitudes spéciales? C'est au contraire une vérité qui est devenue comme une monnaie courante. Tout se tient, dira-t-on, dans l'organisation animale, et si l'on ne connaît pas les lois générales qui la régissent, comment pourra-t-on étudier avec fruit ou combattre avec succès les aberrations pathologiques de quelques-uns de nos organes? Ceci est parfaitement vrai : aussi, pour donner à cette objection quelque valeur, faudrait-il admettre l'absence de ces notions générales; et c'est justement par leur étude qu'ont commencé tous les médecins, qu'ils soient ou non devenus plus tard spécialistes; c'est sur les résultats de ces études qu'ils ont eu à faire leurs preuves, et l'on ne saurait être fondé à leur rien contester à cet égard. Mais dans les sciences, dans les arts comme dans l'industrie, tout se tient et s'enchaîne également. Non-seulement chacune de ces trois branches des connaissances humaines emprunte aux autres et leur prête à son tour, mais encore les différentes parties de chacune de ces branches se prêtent entre elles un secours réciproque. Dans les sciences, par exemple, la chimie emprunte à chaque instant à la physique l'appui de ses corps impondérables, la chaleur, l'électricité, le magnétisme, la lumière, pour opérer ses réactions. Elle emprunte aux mathématiques, à la géométrie, le calcul de la composition atomique de ses corps, et la dénomination de la forme de ses cristaux. L'astronomie emprunte aux mathématiques la solution de ses plus beaux problèmes, etc. Dans les arts, la sculpture, l'architecture empruntent aux mathématiques leurs lignes; à l'histoire naturelle, le marbre, dans lequel l'une anime une Vénus, et avec lequel l'autre construit un temple. La peinture emprunte à la chimie ses plus vives couleurs. La musique emprunte la théorie de ses sons à la physique, qui lui enseigne en même temps à creuser ou à contourner le tube qui doit les rendre. L'industrie doit ses plus grands et ses plus rapides progrès à la chimie et à la physique. C'est donc une chaîne non interrompue dont il est bon que l'homme de science, l'artiste ou l'industriel connaissent tous les anneaux. Mais, au bout du compte, les plus parfaits résultats ne seront toujours obtenus que par les aptitudes spéciales. Le chimiste sera rarement un grand peintre; le physicien, un grand compositeur; le minéralogiste, un grand sculpteur ou un grand architecte; et en revanche, le peintre, l'artiste musicien, le sculpteur ou l'architecte, ne seront que par exception des chimistes, des physiciens ou des minéralogistes distingués. Car on a beau faire, il faut toujours en revenir au vieil adage : *Ne sutor ultra crepidam*, qu'on pourrait traduire ainsi : Ne faites plutôt qu'une chose, afin de la faire bien.

J'ai plusieurs fois entendu un chirurgien haut placé, mais ayant le malheur d'avoir contracté quelques antipathies qui font son tourment, si l'on en juge par les sorties incessantes, quoique infructueuses, dont pourtant il ne se lasse pas ; antipathies parmi lesquelles, ou par rivalité d'intérêts, ou par motif de supériorité froissée, les spécialistes ne sont pas oubliés ; je l'ai entendu faire à leur propos la comparaison suivante : Que penseriez-vous d'un homme qui voudrait connaître la géographie et qui n'étudierait qu'un pays ou qu'une contrée? Je ferai en réponse à ce chirurgien une autre question : Lequel aimeriez-vous mieux, s'il vous arrivait, dans un de vos voyages, vers la fin du jour, de vous trouver égaré au milieu d'une vaste plaine, sillonnée de sentiers divers, ou dans un bois dont vous n'auriez pu réussir à sortir ; lequel aimeriez-vous mieux, pour vous conduire promptement et sans danger à l'hôtellerie après laquelle aspirent vos membres fatigués, du berger qui parcourt chaque jour le pays, du bûcheron qui connaît toutes les issues de la forêt, ou d'un géographe qui aurait tracé la carte du monde, mais qui, s'il ne vous entraînait dans quelque ravin ou ne s'abîmait avec vous dans quelque fondrière, courrait au moins grand risque de coucher avec vous sous la voûte étoilée? Votre choix serait sans doute analogue à celui que ne manquerait pas de faire le malade atteint d'une affection grave de l'œil, d'un pannus engendré et entretenu par des granulations palpébrales, je suppose, et lui ôtant l'usage de la vision, s'il avait à opter entre l'encyclopédiste et le spécialiste ; et comme vous, il aurait raison, car il aurait pu lui arriver qu'au lieu d'aller tout droit sous la paupière, attaquer la cause du mal après l'avoir reconnue, on fût parti de très-savantes généralités sur l'inflammation et la production consécutive de vaisseaux anormaux, pour aboutir, comme j'en ai vu des exemples, après avoir méconnu la cause facilement attaquable, à un inutile exutoire sur le col, en ajoutant au mal, déjà pourtant assez grand, la maladie du remède.

Si minutulas dedi distinctiones, a dit Stoll (*Ratiomedendi*), *tales solummodo videbuntur ignoranti quod res parvæ persæpè maximas trahant.*

La médecine est dans les détails, ne cessait de nous répéter le professeur Rostan, dont je m'honore d'avoir été un des élèves assidus lorsqu'il enseignait à l'hôpital clinique de la Faculté de Paris. *J'aurais besoin*, disait-il, tant il poussait loin l'application de ce principe, *de faire moi-même les lits de mes malades pour assurer le succès du traitement!* Et l'on n'ira pas sans doute lui refuser la grandeur de vues de l'esprit philosophique, à lui, qui a fait faire un si grand pas à la science et rendu un si grand service à l'humanité, en fondant l'organicisme et en renversant du même coup, et la doctrine de Broussais qui, sous le nom de médecine physiologique, faisait, sans distinction d'espèces dans les maladies, couler des ruisseaux de sang, et la fantasmagorie des propriétés vitales essentielles, enfantée et soutenue pourtant par la brillante imagination de Bichat. Mais Bichat lui-même, de l'école duquel était né le système de l'irritation, et particulièrement de l'irritation gastro-entérique considérée comme principe unique de toutes les maladies, ne semblait-il pas vouloir détruire ce qu'il avait servi à édifier, en reconnaissant dans son Anatomie générale le danger où conduit le défaut de trop généraliser. « *C'est,* en effet, y dit-il, *le propre de ceux qui ont une idée générale en médecine, de vouloir faire ployer tous les phénomènes à cette idée. Le défaut de trop généraliser a peut-être plus nui à la science que celui de ne voir chaque phénomène qu'isolément.* » Eh bien ! ce qu'il dit être vrai des idées trop générales, l'est également des études trop générales. Dans l'un comme dans l'autre cas, on est absorbé par l'ensemble, on voit tout comme à travers un voile, et les détails vous échappent, si même ils ne sont volontairement sacrifiés. En un mot, on arrive à savoir quelque chose de tout, mais rarement tout de quelque chose, et ces études générales, indispensables cependant, n'ont jamais eu d'application plus utile que quand on les a fait servir à creuser et à cultiver, pour le féconder, un point circonscrit du sol de la science. Car, on est bien forcé de le reconnaître, ce sont les travaux spéciaux qui font progresser notre art. Les plus grands talents, ceux dont l'esprit de généralisation était une des éminentes qualités, n'ont pas dédaigné de descendre jusque dans les détails de monographies spéciales, qui sont restées et resteront un de leurs plus beaux titres de gloire. C'est à ces sources fécondes que vont en secret puiser ceux qui, souvent ensuite, feignent de les méconnaître. Aussi, le *Traité des Maladies des yeux* de l'immortel Scarpa, en Italie, celui des Affections des *voies lacrymales*, du bon Jean-Louis Petit, ce type du véritable chirurgien, en France, demeureront-ils des monuments saillants de leur carrière chirurgicale. Les ouvrages des Alibert, des Biett, des Cazenave, sur les maladies de la peau ; ceux des Itard, des Deleau, des Kramer, sur les maladies de l'oreille ; des Mackensie, des Middlemore, des Beer, des Weller, des Jæger, des Maître-Jan, des Demours, des Carron Duvillards, etc., sur les maladies des yeux ; les travaux des Leroy-d'Étiolles, des Civiale, des Ségalas, des Mercier, des Reybard, sur les affections génito-urinaires ; des Vincent Duval, des Bouvier, des Jules Guérin, sur l'orthopédie ; ceux des Hunter, des Ricord, qui ont débrouillé l'inextricable chaos d'une classe si répandue de maladies, et en ont fait un ensemble méthodique qui satisfait l'esprit, un véritable programme où tout est prévu, comme le dit le syphilographe français dans son style original, n'ont-ils pas plus fait pour la science que les traités généraux les plus estimés ?

Ce serait d'ailleurs une erreur de croire que, pour ne s'occuper, et le faire avec fruit, de la physiologie ou de la pathologie que d'un seul organe, il faille nécessairement moins de connaissances générales. Il est même certains organes où l'on rencontre non-seulement tous les tissus généraux de l'organisation animale, mais en outre des tissus qui leur sont spéciaux ; et de là, il découle tout naturellement qu'on rencontre aussi dans ces organes, non-seulement toutes les maladies qui affectent les autres parties du corps humain, mais encore des maladies propres à leurs tissus spéciaux. L'œil, comme le montre M. le docteur Leport dans son Hygiène oculaire, en est un remarquable exemple. « Ainsi, dit-il, si la peau du corps peut être atteinte d'érythème, d'érysipèle, de phlegmon, de furoncles, de pustules malignes, de tumeurs lipomateuses, et autres, etc., la peau des paupières peut offrir toutes ces affections ; et ici la difformité qui en est la suite a bien plus de gravité que partout ailleurs. Si le système pileux peut être atteint d'affections d'insectes parasites, de chute irréparable, plique, alopécie, etc., les sourcils peuvent présenter les mêmes phénomènes. Les cils, également, s'ils viennent à manquer, constituent la madrose, et il en résulte constamment une affection chronique des paupières. Que les cils viennent à prendre une direction vicieuse, il peut résulter de leur frottement sur le globe oculaire les lésions les plus graves, la perte même de la vue, si on ne remédie point à cette fausse direction par une opération convenable. Si la muqueuse intestinale, pulmonaire, génito-urinaire, peut être atteinte d'inflammation catarrhale, mécanique, aphtheuse, purulente, ulcéreuse, etc., la muqueuse oculaire, *conjonctive*, peut présenter les mêmes modifications morbides : *conjonctivite*, *simple catarrhale*, *purulente*, *aphtheuse*, *ulcéreuse*, etc. Si les membranes séreuses, plèvre, péricarde, péritoine, synoviales, peuvent être atteintes d'inflammation avec formation de fausses membranes ou bien d'hypersécrétions, *hydropisie*, ne peut-on pas considérer comme des séreuses la membrane de l'humeur aqueuse qui tapisse la chambre antérieure, la capsule du cristallin, la face interne de la choroïde et de l'iris, la membrane hyaloïde? et les fausses membranes développées dans ces parties délicates ont presque toujours pour résultat la perte plus ou moins complète de la vue quand on n'a pas su en enrayer la marche. Ne s'y forme-t-il pas aussi des hypersécrétions qui constituent les différentes hydropisies de l'œil : hydropisie de la chambre antérieure, *hydropisie sous-hyaloïdienne, hydropisie sous-rétinienne*, etc.? Si les tissus fibreux et musculeux peuvent être atteints de rhumatisme et de contracture, n'avons-nous pas dans l'œil la sclérotique, l'iris même, qui peuvent être souvent atteintes d'inflammation rhumatismale : *sclérite, iritis?* N'avons-nous pas les muscles de l'œil qui peuvent être atteints aussi de contracture : strabisme?

« Si le système glanduleux : foie, pancréas, glandes salivaires, parotides, mammaires, etc., peut être atteint d'aberration en plus ou en moins dans ses produits, ou d'obstruction dans ses conduits, ne remarque-t-on pas l'inflammation des glandes de Meibomius : *blépharite glanduleuse* ou *ophthalmie tarsienne;* leur engouement et hypertrophie : *chalazion?* [Ne remarque-t-on pas l'hypersécrétion de la glande lacrymale : *épiphora;* son hyposécrétion : *xérophthalmie;* l'obstruction plus ou moins complète des points et des conduits lacrymaux : *larmoiement;* du sac lacrymal et du canal nasal : *tumeur et fistule lacrymale?*

« Si les veines du corps peuvent être envahies par l'inflammation ou par l'hypertrophie : *phlébite, varices*, les veines de l'œil en peuvent présenter autant : *phlébite oculaire, staphylome des procès ciliaires et de la choroïde?* Si les artères du corps peuvent être atteintes d'anévrisme ou d'ossification, ne voit-on pas quelquefois l'anévrisme de l'artère ophthalmique, l'ossification de l'artère centrale de la rétine, d'où formation inévitable de cataracte?

« Enfin, les maladies de l'enveloppe osseuse oculaire sont encore du ressort de l'oculiste, et on y trouve, comme ailleurs : *carie, nécrose, exostose, périostose*, etc. Etant bien démontré que l'œil renferme presque tous les tissus de l'économie animale, il est facile de prouver qu'il en contient d'autres qu'on ne trouve pas ailleurs; la cornée, le cristallin, l'humeur vitrée, la rétine, et même la choroïde n'ont point leurs semblables en d'autres endroits, et l'étude pathologique des différentes humeurs de l'œil et des membranes internes constitue justement la partie la plus difficile des connaissances oculaires. Tout le monde comprendra donc que l'étude des maladies des yeux n'est point une étude superficielle, et qu'un praticien qui veut exceller dans cette branche et y réaliser des progrès, peut bien y consacrer tout son temps. La médecine générale est trop vaste pour qu'un seul homme, quelque profond et habile qu'il soit, puisse être supérieur dans toutes ses branches. »

Sachons donc reconnaître à chacun le mérite qui lui appartient; rendons grâce à tout travailleur consciencieux des louables efforts qu'il aura faits pour apporter son grain de sable à l'édifice si difficile de l'art le plus noble, puisqu'il a pour but la conservation de l'intégrité des organes et de leurs fonctions chez l'espèce la plus haut placée dans l'échelle des êtres animés, l'homme; et sans renoncer à l'esprit de généralisation dont nous a doués le Créateur, ne lui vouons pas cependant un culte exclusif, qui, nous forçant à planer toujours dans les régions supérieures, nous exposerait, comme l'astrologue de la fable, à ne pas voir à nos pieds l'obstacle qui nous barre le passage ou le précipice qui doit nous engloutir!

DE L'APPLICATION

DE LA

SUTURE ENCHEVILLÉE

A L'OPÉRATION

DE L'ENTROPION SPASMODIQUE

(Trichiasis faux ou symptomatique spasmodique),

Au moyen d'une nouvelle espèce de Cheville

(Cheville jumelle ou à double branche).

« Si minutulas dedi distinctiones, tales solummodo videbuntur ignoranti quod res parvæ persæpè maximas trahant. »
STOLL (RATIO MEDENDI.)

Différentes espèces d'entropion ont été signalées et décrites par les auteurs, et le traitement de cette maladie remonte très-haut dans l'histoire de la médecine, puisqu'un des procédés le plus ordinairement suivis appartient à Celse, qui en expose le manuel dans son livre septième. Ce procédé consiste, comme on sait, à faire subir une perte de substance transversale aux téguments de la paupière introversée, et à réunir, au moyen de la suture entrecoupée, les lèvres de la plaie pour obtenir la réunion par première intention. Ce procédé a été conservé intact par quelques chirurgiens. D'autres en ont simplement modifié le manuel opératoire. Ainsi, M. Velpeau, qui le rapporte à Bordenave, A. Petit, Dionis, Lafaye, A. Bérard, Stiévenard de Mons, Florent Cunier, placent les fils ou les épingles à suture à la base du repli cutané destiné à être excisé, avant cette excision, les uns employant la suture entrecoupée, les autres la suture entortillée, comme M. Carron du Villards, par exemple.

D'autres, tels que Dehayes-Gendron, Wenzel, Scarpa, ont simplifié le procédé en s'abstenant de toute suture. « La suture, moyen cruel, dit Scarpa, que les « anciens associaient à l'excision, est justement abandonnée, ainsi que le vain « appareil de leurs instruments. Si les chirurgiens ont cru devoir la pratiquer, « c'est sans doute parce que les téguments se rétractent tellement après la déperdition qu'ils viennent d'éprouver, que la paupière semble être entièrement dé- « nudée; mais ce n'est là qu'une apparence trompeuse, parce que le sourcil n'est « pas plus tôt déprimé à l'aide du bandage ou de la compresse dont j'ai parlé, que « la paupière se recouvre, et que les lèvres de la plaie se mettent dans un contact « immédiat sans qu'il soit nécessaire de les coudre. »

Malgré les inconvénients d'inflammation attribués par ces chirurgiens à la suture, accidents plutôt imaginaires que réels, et dont ne sont pas toujours exempts d'ailleurs les emplâtres agglutinatifs proposés pour la remplacer, ce moyen de réunion, que Scarpa rejetait avec un certain dédain dans l'antiquité, n'en est pas moins resté d'un usage général parmi les modernes.

Cette méthode suffit dans les cas légers pour la guérison de la maladie, dans ceux, par exemple, où les téguments palpébraux relâchés et allongés, comme cela arrive dans l'entropion sénile (*entropium senile*), ou bien surchargent la paupière supé-

rieure par leur exubérance insolite, et entraînent en avant le bord adhérent du tarse, ou bien, comme cela peut avoir lieu aux deux paupières, n'opposent plus la résistance physiologique nécessaire à la contraction physiologique du muscle orbiculaire. Une autre cause contribue d'ailleurs, suivant Riberi, à l'affaissement des rideaux palpébraux chez les vieillards : c'est la consomption partielle du tissu cellulo-adipeux de l'orbite, consomption qui, permettant à l'œil de s'enfoncer davantage dans la cavité qui le contient sous la traction de ses muscles moteurs, lui enlèverait la faculté de tendre suffisamment les voiles palpébraux, qui, n'étant plus alors soutenus en arrière, bascu
leraient plus facilement, en ayant pour centre de rotation leurs bords ciliaires. C'est le degré le plus léger de la maladie. Quand l'allongement des téguments est peu prononcé, il a quelquefois suffi d'astringents pour rendre à la peau un degré suffisant de tension. Les bandelettes emplastiques qu'employait Demours, et qui lui ont réussi dans un certain nombre de cas, seraient avantageusement remplacées de nos jours par le collodion. Un autre moyen qu'il indique, et qui consiste à faire écarter la paupière par le doigt même du malade, établi à cet effet devant une glace pendant trois jours et trois nuits, trouverait, je crois, peu de malades assez patients pour pousser l'épreuve aussi loin qu'une dame citée par lui, et qui, affectée d'entropion depuis quatorze ans, en fut délivrée par ce procédé en deux jours et une nuit, pendant lesquels elle ne se laissa aller qu'une fois au sommeil, et ne dormit que deux heures. La non interruption de la pression du doigt est la condition du succès, qui dépend beaucoup dans ce cas, dit-il, de l'intelligence du malade et de son envie de guérir. Aussi est-on obligé, dans un grand nombre de cas, d'avoir recours à une opération, soit qu'on adopte la méthode de Celse, soit qu'on ait recours au procédé de Janson, de Lyon, qui en diffère en ce qu'au lieu de faire la perte de substance transversale, la fait verticale; soit enfin qu'on s'en tienne à la cautérisation par l'acide sulfurique, suivant la méthode d'Helling et du professeur Quadri, de Naples, ou à la cautérisation par le fer rouge, comme le conseillaient aussi Celse et Albukasem, comme la pratiquèrent Ambroise Paré et Delpech, et comme on la voit encore mise en usage à l'Hôtel-Dieu par M. Jobert; cautérisation du reste fort douloureuse, effrayante pour le malade, qui expose à une cicatrice difforme si le sujet est indocile, et pour ces raisons peu applicable dans la pratique privée, surtout chez les personnes du sexe; ou bien encore qu'on remplace ces différentes cautérisations chez les malades pusillanimes et qui reculent devant toute idée d'opération, par un procédé qui les épouvante moins, parce qu'il est journellement mis en pratique dans le monde pour d'autres indications, mais dont le résultat est aussi de produire le raccourcissement cicatriciel des tissus, l'application d'un vésicatoire de la forme de la paupière, procédé proposé par M. Carron Duvillards, qui lui dut plusieurs succès.

Une autre forme plus grave de l'entropion est celle qui, par opposition à celle-ci, généralement décrite sous le nom de forme aiguë, est connue sous le nom d'entropion chronique. Succédant, en effet, à des inflammations prolongées de la muqueuse palpébrale et des glandes de Meibomius, elle est souvent le résultat du raccourcissement de la muqueuse ou des cicatrices qui ont remplacé d'anciennes ulcérations. Le tarse, qui a souvent été ramolli pendant la durée de l'inflammation, cède facilement à la traction opérée par ces brides inodulaires, et s'incurve ou se recoquille en dedans, entraînant avec lui les cils qu'il supporte. On conçoit qu'alors les procédés employés dans la forme aiguë deviennent insuffisants, car ils n'ont d'action que sur la peau, et la lésion organique du cartilage, combinée avec le retrait de la muqueuse qui le double, serait évidemment supérieure à la traction qu'on produirait par une cicatrice de sa doublure cutanée. Aussi a-t-on cherché à agir en même temps sur les deux faces de la paupière et sur le cartilage lui-même. Le procédé de sir Philips Crampton, de Dublin, modifié par Guthrie, suivant quelques-uns, par William Adams, suivant Rosas, remplit ce triple but, puisqu'il comporte l'incision horizontale de la muqueuse rétractée et même du cartilage, et l'incision verticale de ses deux extrémités, dont le double effet est de permettre au cartilage de céder à la traction qu'on opère en même temps sur sa face externe par l'excision d'un lambeau de peau et la formation d'un tissu de cicatrice.

On est même allé plus loin, on s'est proposé de détruire le mal dans sa racine en enlevant les parties malades. Travers a réséqué le bord ciliaire de la paupière, et Saunders a disséqué et enlevé le cartilage tout entier.

Une troisième forme qui, pour la gravité, se rapproche de la forme chronique, bien que souvent elle ait été produite, pour ainsi dire, instantanément, c'est l'entropion traumatique Ce sont en général des brûlures, des cicatrices ayant suivi l'extraction de tumeurs volumineuses des paupières, des cautérisations imprudemment faites qui ont détruit au lieu de modifier la muqueuse et produit des cicatrices à sa surface, quelquefois des adhérences entre son feuillet sclérotical et son feuillet palpébral (symblepharon), même des soudures entre les bords ciliaires vers leurs extrémités (ankylo-blepharon).

Dans toutes ces formes d'entropion, il est un phénomène qui s'observe fréquemment, tantôt produisant à lui seul la maladie, tantôt, et plus souvent, n'étant que consécutif aux causes prédisposantes de l'affection dont il devient la cause occasionnelle ou déterminante : c'est le spasme du muscle orbiculaire. Ainsi, dans l'entropion aigu, dans l'entropion sénile, par exemple, dont la cause prédisposante est le relâchement de la couche cutanée, on comprendrait difficilement que ce relâchement produisît à lui seul l'introversion du bord palpébral, surtout à la paupière inférieure, où la peau, par son poids, tendrait plutôt à écarter la paupière qu'à rapprocher son bord ciliaire du globe oculaire. Et cependant, au dire de M. Mackensie (*Mackensie, traduction de MM. Laugier et Richelot*), qui est une puissante autorité en pareille matière, surtout quand il s'agit de faits, comme le prouve son ouvrage éminemment pratique, c'est presque exclusivement à la paupière inférieure qu'on l'observe, car il dit ne l'avoir jamais vu à la paupière supérieure. Aussi cet auteur, qui dit l'avoir souvent vu survenir pendant l'inflammation consécutive à l'opération de la cataracte, admet-il pour l'expliquer une inégalité d'action dans les fibres du muscle orbiculaire, les fibres les plus rapprochées du bord ciliaire des paupières agissant seules, tandis que les fibres les plus éloignées sont dans un état d'affaiblissement paralytique.

Quoi qu'il en soit de cette explication, sur laquelle nous allons revenir, beaucoup de chirurgiens ont admis le spasme comme cause déterminante de l'entropion. M. Velpeau, par exemple, que M. Desmarres cite comme l'antagoniste de Chelius sur cette question, ne nie que la fréquence de cette espèce de cause, car il dit, dans son *Traité d'Anatomie chirurgicale* (vol. I, p. 279) :

« Étant plus rapproché de la peau que de la conjonctive, le muscle orbiculaire contracté spasmodiquement produit un entropion que M. Key (*The Lancet*, 1830) prétend guérir en excisant quelques-unes de ses fibres; mais, qu'à l'instar de M. Jacob, on combattrait plus efficacement par l'incision de l'angle palpébral externe. » M. Velpeau, il est vrai, n'en parle pas dans son *Traité de Médecine opératoire*.

M. Rognetta, tout en combattant l'opinion de Riberi, qui admet le spasme de l'orbiculaire comme cause essentielle de l'entropion, reconnaît lui-même que très-souvent le muscle orbiculaire est hypertrophié dans l'entropion qui survient chez les scrofuleux, et que cette hypertrophie rend la contraction musculaire très-puissante et supérieure à celle du muscle releveur et à la résistance naturelle de la peau, et ajoute que le blépharo-spasme toutefois est un effet et non une cause du déplacement de la paupière, conclusion qui ne semble nullement découler des prémisses. Car admettre l'hypertrophie d'un muscle, n'est-ce pas admettre son excès d'action? et s'il est plus puissant alors, n'est-ce pas l'exercice forcé et longtemps prolongé qui a amené peu à peu cette puissance insolite? Lorsque l'hypertrophie est devenue évidente, on ne peut nier la prédominance de l'action musculaire; mais est-ce à dire que le muscle n'a commencé à produire les effets de sa contraction sur les parties qu'il meut, que du moment qu'il a été hypertrophié? Évidemment non, et les effets de cette contraction ont dû se faire remarquer dès l'instant où elle a été assez forte ou assez permanente pour amener l'hypertrophie. Il est à peine nécessaire de rappeler que c'est presque toujours par excès d'action que l'hypertrophie survient dans le tissu musculaire, soit de la vie animale, comme cela arrive pour le cœur quand un obstacle quelconque s'oppose à la liberté de la circulation aux ouvertures aortique, pulmonaire, auriculo-ventriculaires, ou dans les viscères abdominaux; soit de la vie de relation, ainsi que le prouvent le développement musculaire général des hommes qui portent de lourds fardeaux, et le développement musculaire partiel de ceux qui exercent telle partie du corps plutôt que telle autre, comme les danseurs les muscles du mollet, qui, venant s'attacher au calcaneum par le tendon d'Achille, supportent dans la saltation tout le poids du corps.

Dieffenbach et M. Florent Cunier regardent le spasme de l'orbiculaire comme une cause très-fréquente d'entropion, et ce dernier indique même un procédé qui a pour but d'agir sur le muscle. C'est surtout, dit-il, dans les ophthalmies éréthistiques qu'on rencontre cette cause, alors que les malades font des efforts pour se livrer à des travaux minutieux.

Weller et le professeur Rosas l'admettent, et ce dernier le regarde même comme pouvant produire l'incurvation du tarse.

Je me range pleinement à ces avis, et je dirai que je pense qu'elle agit dans tous les cas, seulement avec plus ou moins d'intensité: dans la forme aiguë, le plus souvent comme cause occasionnelle de la maladie; dans la forme chronique, où elle n'a été qu'une des causes occasionnelles, comme entretenant l'affection, et pouvant s'opposer au succès du traitement si on ne la neutralise pas.

D'abord, dans l'entropion aigu, où je la regarde comme toute-puissante, elle peut être la cause primitive de la maladie par le spasme idiopathique du muscle, qui se contracte dans ce cas sans y être sollicité par l'irritabilité de l'œil à la lumière. Cet entropion survient brusquement, sans cause locale appréciable autre que la cause prédisposante du relâchement des tissus dans l'entropion sénile. M. Desmarres cite le cas du rédacteur en chef du *Journal de Seine-et-Oise*, qui fut tout-à-coup atteint, sans cause connue, d'entropion de la paupière inférieure gauche, où le spasme était tellement énergique, que la paupière enroulée sur elle-même en dedans renfermait complétement les cils, et qu'aucun d'eux ne touchait le globe.

Le plus souvent elle est effet d'abord, puis cause à son tour de la souffrance du globe oculaire. Une ophthalmie aiguë ou chronique existe, et en raison de l'inflammation de certaines membranes, de la rétine et de la cornée en particulier, une aversion plus ou moins prononcée pour la lumière se manifeste; instinctivement les paupières se rapprochent pour soustraire l'œil au fluide lumineux, qui est devenu pour lui un corps irritant. Tant que la surface cutanée de la paupière, qui se relie à la peau environnante, aura, par sa connexion avec cette peau ferme et tendue, assez de tonicité pour résister à l'action du muscle qui agit sur le cartilage pour le faire basculer, le mouvement d'introversion n'aura pas lieu. Aussi est-ce, à mon avis, cette résistance heureuse qui fait qu'on ne rencontre pas plus souvent l'entropion aigu dans les ophthalmies scrofuleuses si nombreuses et si photophobiques, mais affectant en général des sujets jeunes, dont la peau lisse et ferme forme une bride salutaire. Chez le vieillard, la peau s'est allongée, des plis se sont formés en plusieurs sens; il y a souvent même exubérance du tissu, et si la photophobie survient, le spasme en vertu duquel les paupières se rapprochent convulsivement ne trouvera plus dans leur doublure cutanée une résistance capable de le contrebalancer. Aussi l'entropion est-il fréquent dans ces circonstances.

M. Mackensie, avons-nous dit, admet que c'est par l'inégalité d'action entre les fibres musculaires que le renversement survient, les fibres internes l'emportant sur les externes. Malgré l'autorité imposante du chirurgien de l'hôpital ophthalmique de Glascow, cette hypothèse ne nous paraît pas suffisamment justifiée par l'observation.

Je sais bien qu'anatomiquement et physiologiquement parlant, on admet avec raison que le muscle orbiculaire peut être divisé en deux parties, une portion *palpébrale* et une portion *orbitaire*, qui se contractent isolément dans des circonstances données, et peuvent aussi se contracter simultanément. Aussi Riolan avait-il divisé l'orbiculaire en deux muscles: muscle *palpébral* et muscle *orbitaire*. Vésale l'avait également partagé en deux, mais sous un autre point de vue. Sous le titre de *duo palpebrarum musculi*, il décrivait un muscle pour la paupière supérieure et un pour l'inférieure; mais évidemment ces muscles n'en forment qu'un, à la manière des sphincters, et l'intersection fibreuse externe est rejetée par plusieurs anatomistes, MM. Hippolyte Cloquet et Cruveilhier entre autres. Les fibres les plus internes de l'anneau musculaire, celles qui répondent aux cartilages tarses, et que Riolan a décrites sous le nom de muscle palpébral, se contractent, en effet, isolément dans les mouvements de clignement des paupières. Elles agissent seules dans ce cas, et font glisser rapidement, mais sans force apparente, et le plus souvent à notre insu, les voiles palpébraux au-devant du globe oculaire. Quand les portions les plus externes du muscle, celles qui sont en rapport avec les rebords orbitaires et la peau correspondante (muscle *orbitaire* de Riolan), agissent au contraire, la contraction est beaucoup plus prononcée et plus apparente. On voit là véritablement l'action puissante d'un muscle. Toutes les parties environnantes sont entraînées; le sourcil s'abaisse fortement, la peau de la face remonte vers l'arcade orbitaire inférieure, les plis de la patte d'oie sont fortement accentués, des bourrelets horizontaux se prononcent également au niveau de chaque paupière. Les bords ciliaires des paupières sont si fortement appliqués l'un contre l'autre, que les cils disparaissent presque à la vue et qu'il y a là déjà un véritable commencement d'entropion. Il serait impossible de produire volontairement ce phénomène en faisant agir seule la portion palpébrale du muscle. Tout ce qu'on peut faire, c'est de mettre les bords libres en contact par une contraction modérée; mais dès qu'on veut employer de la force, c'est la partie orbitaire qui se contracte. On peut donc, sous ce rapport, comparer le muscle *palpébral* de Riolan aux muscles de la vie organique, au cœur, par exemple, aux muscles intestinaux, qui sont en dehors de la volonté, puisque d'un côté il nous est presque impossible d'augmenter la somme de contraction en quelque sorte inhérente à cette portion du muscle, et que d'un autre côté elle agit organiquement malgré nous, car on ne peut tenir les paupières longtemps ouvertes sans que la contraction du clignement survienne invinciblement, et qu'à notre insu elle s'opère des milliers de fois pendant l'état de veille.

La partie orbitaire au contraire agit sous l'influence de la volonté; ou quand elle agit instinctivement, c'est comme les autres muscles de la vie de relation, pour nous protéger contre un danger imminent, tel qu'un corps étranger lancé subitement, une démonstration énergique qui menace l'œil, etc.; de même que nous portons vivement et instinctivement les bras en avant pour nous opposer à un choc, et en général à toute violence. J'ajouterai que cette seconde partie du muscle n'entre pas en action sans que la portion palpébrale aît préalablement agi en mettant les bords ciliaires en contact. Qu'on essaie, en effet, d'abaisser le sourcil par la contraction du muscle orbitaire, sans avoir auparavant mis les paupières en contact, et l'on verra que c'est absolument impossible.

L'investigation anatomique vient, du reste, corroborer cette manière d'envisager le muscle orbiculaire. Ainsi on trouve, dit M. Cruveilhier, dans la portion palpébrale les caractères du tissu musculaire de la vie organique, la pâleur et la faiblesse des fibres, et dans la portion orbitaire la rougeur prononcée des muscles de la vie de relation. M. Hippolyte Cloquet dit également que les fibres sont d'autant plus faibles et plus pâles qu'elles s'approchent du bord ciliaire des paupières.

Cherchons maintenant à appliquer ces données anatomiques et physiologiques au mécanisme de l'entropion spasmodique, et nous verrons que, loin d'admettre dans ces cas l'inertie des fibres orbitaires du muscle, nous allons trouver, dans leur énergie contractile, l'explication des phénomènes morbides.

Nous avons admis que la photophobie produite par l'inflammation de certaines membranes du globe déterminait souvent la contraction protectrice de ses rideaux palpébraux. Or, dans le spasme photophobique, pour peu qu'il soit prononcé, toutes les parties du muscle agissent évidemment. L'observation journalière suffit à le démontrer. On retrouve là tous les phénomènes que nous avons énumérés en parlant de la contraction volontaire du muscle orbiculaire. Toutes les parties environnantes convergent vers la fente palpébrale. Ici, comme il y a pour l'œil une cause irritante permanente à repousser l'introduction de la lumière, l'instinct de conservation devient supérieur à la volonté. Aussi, quand la photophobie est intense, est-ce vainement qu'on engage le malade à ouvrir les yeux; malgré toute sa bonne volonté, il ne peut y parvenir; et s'il est absolument nécessaire de connaître l'état de la cornée, il faut se servir d'élévateurs ou de refouleurs, que j'emploie de préférence, parce que, n'étant en contact qu'avec la peau, ils risquent moins d'augmenter les phénomènes morbides, et qu'avant tout il faut, autant qu'on le peut, se conformer au précepte : *Primum non nocere.* (Voir la note page 31 et la fig. 1, pl. 1.) Dans l'ophthalmie scrofuleuse intense entr'autres, qui est principalement l'apanage de l'enfance, on ne parvient que difficilement, sans ces moyens, à visiter la cornée. Elle fuit invinciblement et instinctivement en haut vers l'arcade orbitaire supérieure, et l'on a beau recommander au petit malade de regarder en bas, tous ses efforts sont inutiles et n'aboutissent qu'à de violentes contorsions de la face, sans résultat efficace.

Quand les bords libres des paupières sont en contact l'un avec l'autre par l'effet de la contraction modérée des fibres palpébrales du muscle orbiculaire, qui les assujettissent contre le globe, la charpente des paupières, les cartilages tarses, représente dans son ensemble deux plans ou deux lames d'une résistance médiocre, légèrement convexes en avant et concaves en arrière, qu'on aurait juxtaposées par leurs bords. Or, si l'on met en contact ainsi par leurs bords deux lames de l'épaisseur des cartilages, je suppose, et qu'on presse avec une certaine force sur les extrémités opposées aux bords qui sont en contact, ces lames tendront à dévier vers l'une ou l'autre de leurs faces, de manière à former un angle dont le sommet sera au point de réunion des deux bords. Plus la pression sera forte, plus l'angle deviendra aigu, et plus leurs faces tendront à se rapprocher, jusqu'à ce qu'elles soient appliquées l'une sur l'autre. C'est à peu près ce qui se passe dans les cartilages appliqués l'un contre l'autre par leurs bords, quand les fibres orbitaires du muscle viennent à agir sur leurs bords adhérents. Par leur contraction, d'ailleurs, les fibres orbitaires se grossissent ou se raccourcissent comme tout muscle en action. Par cela même, le faisceau musculaire devient plus épais, plus saillant; et c'est en avant que cette saillie est obligée de se faire, car, en arrière, elle est repoussée par le globe de l'œil. En se portant en avant, elle entraîne déjà dans ce sens le bord adhérent du cartilage, de manière à l'écarter du globe et à le faire basculer aussi en avant. Par le mouvement du bord adhérent en avant, le bord libre est naturellement porté en arrière, et un certain degré d'entropion a déjà lieu. Mais le muscle *orbitaire* continuant à agir, la convexité naturelle du tarse en avant s'augmente, et le bord libre, ne pouvant fuir directement en arrière, à cause de la résistance que lui oppose le globe oculaire, est forcé de glisser sur ce globe en se portant vers l'arcade orbitaire correspondante. De cette façon le tarse s'enroule sur lui-même, les cils disparaissent à la vue, et si les deux tarses ont ainsi basculé en s'enroulant, les deux faces cutanées des paupières se trouvent en contact. S'il n'y en a qu'un seul qui ait basculé, la peau de la paupière correspondante se trouve en contact avec le bord ciliaire de l'autre. On s'explique facilement que l'entropion de cette espèce soit plus fréquent à la paupière inférieure, comme le dit M. Mackensie, qui affirme ne l'avoir rencontré qu'à cette paupière, car le cartilage tarse inférieur, étant moins large verticalement que le supérieur, basculera plus facilement; et d'ailleurs, il n'a pas de muscle releveur qui puisse, quand il a été ainsi dévié, le ramener à sa position primitive, en contrebalançant l'action de l'orbiculaire, tandis que l'élévateur de la paupière supérieure peut, jusqu'à un certain point, atteindre ce résultat.

M. le docteur Desmarres signale, comme une cause d'entropion, une disposition congénitale ou acquise des fibres de l'orbiculaire par rapport au bord libre de la paupière. « Il est facile, dit-il, de concevoir que, plus un grand nombre « de faisceaux musculaires seront rapprochés de ce bord, plus la disposition à « l'entropion sera grande, surtout s'il arrive en même temps que l'ouverture « des paupières soit petite, et que le centre du même bord soit très-élevé (en « supposant qu'il s'agisse de la paupière inférieure), par rapport à une ligne « tendue horizontalement d'un angle à l'autre. Ne peut-on pas admettre que le « clignotement énergique, fréquemment répété, déplace à la longue vers le « bord libre de nombreuses parties de l'orbiculaire, et augmente ainsi la force « de ces fibres serrées si bien dessinées par Sœmmering, et qu'Albinus nom- « mait muscle propre ciliaire? »

Ce déplacement de l'orbiculaire rentre dans l'explication que j'ai donnée du mécanisme de l'entropion spasmodique. Il y a toujours, à mon avis, action dans le sens d'un déplacement, du moins momentané, des fibres *orbitaires* vers le bord libre de la paupière. Les fibres externes refoulent vers le bord ciliaire les fibres internes; mais ce n'est pas à dire pour cela que les fibres internes aient augmenté ou doivent augmenter d'énergie contractile. Je dirai même que c'est leur faiblesse comparative qui favorise l'entropion, faiblesse notée, du reste, par divers anatomistes, parmi lesquels nous avons déjà cité MM. Hippolyte Cloquet et Cruveilhier.

Supposons, en effet, le muscle composé d'un nombre déterminé d'anneaux s'emboîtant les uns dans les autres, et commençant au bord libre de la paupière pour finir à la circonférence de l'orbite. Lorsque le premier anneau musculaire agira, il ne pourra faire autre chose que mettre en contact les bords palpébraux, en tirant un peu l'angle externe des paupières en dedans, en raison de l'insertion du tendon de l'orbiculaire à l'angle interne; encore, cette traction interne est-elle bientôt limitée par la résistance du ligament palpébral en dehors et la résistance de la peau, le muscle se reliant à ces deux organes par du tissu lamelleux assez serré. Quand le second anneau viendra à se contracter, il tendra nécessairement, s'il arrive à son *summum* de contraction, à prendre la place de l'anneau précédent; mais que deviendra alors le premier anneau? Il devra fuir en arrière, s'il doit y avoir entropion, entraînant avec lui le bord du tarse auquel il adhère. Le troisième anneau en fera autant à l'égard du second, de sorte que les anneaux, devenant de plus en plus externes, refouleront les anneaux internes, en les faisant remonter contre le globe de l'œil, si la contraction même de ces anneaux internes ne leur donne pas la faculté d'opposer une résistance dont l'effet sera de les maintenir au niveau de la fente palpébrale. Il est évident que si la résistance du premier anneau avait été supérieure à la force d'action du second, celle du second à celle du troisième, et ainsi de suite, ces anneaux internes auraient maintenu appliqués l'un contre l'autre les bords palpébraux, en serrant les cartilages contre le globe de l'œil, et il n'y aurait pas eu entropion.

Ce qui prouve encore que, dans ces cas, les fibres externes agissent avec plus de puissance que les internes, c'est que souvent les paupières chevauchent l'une sur l'autre, de sorte que, comme feu Lisfranc l'a souvent fait voir à ses élèves, au dire de M. Caron du Villards, la paupière supérieure recouvre de beaucoup l'inférieure. Il est évident encore que ce ne sont pas les premiers anneaux qui peuvent produire cet effet, car un anneau contractile peut se resserrer; mais quand les différents points de sa circonférence interne se touchent, il ne peut pas aller au-delà. Mais si les anneaux externes qui l'emboîtent se contractent assez pour mettre en contact les divers points de leur circonférence, il faudra bien qu'ils déplacent les parties qu'ils embrassent, soit en les faisant chevaucher les unes sur les autres, si la résistance des anneaux contractiles qui s'attachent à ces parties n'est pas suffisante, soit en déterminant pour les paupières l'entropion, si elle est assez forte pour maintenir un certain degré d'équilibre.

On a quelquefois, d'ailleurs, l'occasion d'observer le spasme isolé des fibres palpébrales, sans voir pour cela se produire l'entropion. J'ai traité au dispensaire Notre-Dame, pour des végétations polypeuses de la membrane du tympan, une jeune femme d'un tempérament éminemment nerveux, et souffrant fréquemment de névralgies dans les différentes irradiations du nerf de la cinquième paire, chez laquelle ce phénomène était très-prononcé. Souvent, disait-elle, aussitôt qu'elle voulait regarder en face et fixement, dans la conversation, ses paupières s'abaissaient malgré elle, et dans ce phénomène qui s'est plusieurs fois produit devant moi, on voyait manifestement l'action fibrillaire des anneaux palpébraux qui agitaient la peau au niveau des cartilages tarses, mais sans introversion des cils. Les paupières étaient seulement mises dans un contact momentanément forcé, mais peu énergique, comme dans le clignotement, bien qu'à voir les mouvements de la peau et du muscle, on dût croire à une contraction spasmodique aussi prononcée que possible.

Une fois que l'entropion a été produit par la phlegmasie oculaire accompagnée de photophobie, d'effet qu'il était, il devient à son tour cause, en entretenant l'irritation et en augmentant lui-même la photophobie, qui, en raison de son intensité plus grande, accroît le spasme oculaire, et entretient l'entropion. C'est un cercle dont on ne peut plus sortir qu'en combattant d'abord l'entropion, pour s'attaquer ensuite à la phlegmasie qui lui a donné naissance.

Dans les formes chroniques de l'entropion, bien que le spasme n'ait pas à lui seul produit l'introversion, due dans ces cas à des lésions organiques des tissus, il n'en devient pas moins une cause propre à entretenir la maladie et à s'opposer au succès du traitement, de sorte qu'on peut dire, en se rangeant aux opinions à peu près identiques de Riberi, Weller, Rosas, Florent Cunier, Mackensie, Chélius, etc., que dans cette affection, quelle que soit sa forme, il y a presque toujours un élément spasmodique, soit producteur, soit adjuvant, qu'il sera utile de combattre.

Indépendamment de la myotomie sous-cutanée, imaginée par M. Cunier et mise en pratique par MM. Petrequin, Philips, Blachman, Neumann, Dieffenbach, et à laquelle son inventeur lui-même semble n'attribuer qu'une importance secondaire, puisqu'il dit qu'on peut, dans un grand nombre de cas, sans diviser l'orbiculaire, vaincre la trop forte résistance de ce muscle en le faisant adhérer à la peau, M. Florent Cunier a proposé et employé dans ce but le procédé suivant :

Après avoir soulevé la peau avec des pinces, dans une étendue convenable et en rapport avec la gravité de l'affection, il passe à la base du pli trois ou quatre épingles à insectes, dites épingles de Carlsbad, en ayant soin de saisir en même temps des fibres du muscle, et étreint avec un fil disposé en 8 de chiffre les tissus contre chacune d'elles. Il résèque ensuite la portion de peau qui fait saillie entre les anneaux du 8 de chiffre, et obtient ainsi autant de brides cicatricielles adhérentes au muscle qu'il a placé d'épingles.

Ce procédé, qui remplit une indication importante, m'a paru pouvoir être avantageusement remplacé par l'application de la suture enchevillée. En effet, que cherche-t-on à obtenir? Une cicatrice aussi profonde que possible, et l'on sait que de toutes les sutures, la suture enchevillée est celle qui atteint le mieux ce but, parce que d'abord elle maintient dans un rapprochement immédiat les parties profondes de la solution de continuité, en les adossant, de sorte que l'adhérence cicatricielle se fait du fond à la surface; ensuite parce qu'elle presse également sur toute l'étendue des lèvres de la plaie, sans laisser, comme la suture entrecoupée ou comme la suture entortillée, des intervalles entre les points, intervalles dans lesquels la réunion par première intention peut ne pas s'opérer. On objectera peut-être que, dans le cas qui nous occupe, cet inconvénient n'existe pas, puisque là M. Cunier n'enlève pas un lambeau complet, mais seulement les parties de peau correspondantes à ses épingles, et que dans l'intervalle des points la peau est restée intacte ; qu'ensuite, eût-elle été divisée, cette réunion par suppuration serait sans doute favorable, en donnant plus d'étendue à la cicatrice. Au point de vue du succès de l'opération, cette seconde considération peut être vraie, bien qu'il soit toujours facile d'arriver au même but en excisant de prime-abord un plus grand lambeau de peau; mais au point de vue de la beauté du résultat, il est évident que si la plaie a suppuré, on aura une cicatrice plus apparente, et quelquefois difforme. Je n'ai jamais eu l'occasion de voir de malades opérés par M. Cunier ou suivant son procédé; mais ayant été pour l'appliquer moi-même, et ayant attentivement examiné la disposition de la peau, je suis resté convaincu que si dans une peau relâchée faisant des bourrelets transversaux, je produisais, au moyen de pertes de substance isolées les unes des autres par des intervalles de peau saine, des brides cicatricielles profondes, j'aurais d'abord des cicatrices partielles égales en nombre aux points de suture, cicatrices plus ou moins difformes, suivant la portion de peau englobée dans la suture; mais qu'en outre, dans l'intervalle des cicatrices, la peau qui n'aurait pas été réséquée serait inévitablement boursouflée, et formerait des bouillons qui contrasteraient désagréablement avec l'enfoncement des brides cicatricielles. Comme il s'agit ici de parties très-visiblement placées, siégeant sur un organe qui donne à la physionomie sa plus grande expression, et dont la plus légère imperfection saute aux yeux, comme on le dit, et trouble l'harmonie du visage, je ne crois pas que ce soit tomber dans une exagération minutieuse que de tenir compte du résultat artistique, si l'on peut ainsi dire; et beaucoup de malades, surtout les femmes, même les moins prétentieuses, sauront toujours gré, j'en suis convaincu, à l'opérateur d'un peu de coquetterie chirurgicale. Ce serait déjà là, sans doute, un mobile assez puissant pour entraîner dans cette voie nos efforts persévérants.

La suture enchevillée fait disparaître ces inconvénients, tout en conservant et en augmentant même les avantages du procédé. Mais cette suture telle qu'elle se pratique ordinairement, c'est-à-dire à l'aide de rouleaux passés dans les anses du fil, aurait été peu applicable à des parties aussi délicates que le tissu palpébral. En effet, son défaut dans ces cas consiste en ce que les deux branches du fil tendent à s'écarter, dans l'espace qui sépare les deux chevilles, de toute l'épaisseur de ces chevilles, et à donner au pertuis de la peau par où passent ces branches un diamètre égal au diamètre des chevilles. Ensuite, comme il est beaucoup plus commode pour l'opérateur et moins douloureux pour le patient de faire la suture avant de réséquer la peau, on serait exposé, en excisant le lambeau, à le faire trop près de la branche antérieure du fil, qui se dégagerait alors des tissus, et la suture ne tiendrait pas. J'avais eu l'occasion de voir M. le professeur Jules Cloquet pratiquer la suture enchevillée pour une division située sur un organe également très-délicat et très-important, le canal de l'urètre. Pour donner dans ce cas particulier aux branches du fil le moins d'écartement possible, il avait modifié le procédé ordinaire. Au lieu de passer simplement les chevilles dans les anses du fil, il passait d'abord le fil double à travers les lèvres de la plaie, puis chaque extrémité du fil double était séparée en deux branches. On enfilait chaque branche dans le chas d'une aiguille, et on passait les deux aiguilles à travers la cheville même, très près l'une de l'autre, de telle manière, cependant, qu'il restait assez de tissu de la cheville entre les branches du fil pour qu'on pût serrer le nœud sur l'espèce de pont qui les séparait. Les chevilles étaient faites avec la partie de la plume qui supporte les barbes. Il fallait, comme on le voit, enfiler d'abord une aiguille pour passer le fil double, et ensuite en enfiler quatre, une à chaque extrémité de chaque branche de fil, ce qui faisait cinq aiguilles par point de suture, dix par conséquent pour deux points. L'opération était donc assez longue; et en outre, si en passant dans la plume les branches du second point, on n'arrivait pas à les passer juste à une distance du premier égale à la distance qui séparait les corps des fils dans les lèvres de la plaie, il fallait recommencer, ou bien il y avait tiraillement des fils sur les ouvertures qu'ils traversaient dans les tissus.

Dans les chevilles jumelles ou à double branche que j'ai imaginées, ces longueurs et ces inconvénients disparaissent. Je me suis servi pour les faire d'épingles à cheveux. Après avoir plié l'épingle à l'aide d'une pince, de manière à ce que les deux branches se touchassent, en formant un peu ressort l'une sur l'autre, j'ai coupé les extrémités opposées au pli à une distance convenable pour avoir une cheville de longueur voulue, et j'ai arrondi ces extrémités à la lime, de peur qu'elles ne blessassent les tissus. Les deux chevilles ayant été coupées de même longueur, j'ai ensuite courbé un peu chacune d'elles sur le plat, de telle façon que la convexité de l'une correspondant à la concavité de l'autre, la peau saisie entre elles, et par suite la cicatrice, eût le cintre du bord ciliaire de la paupière et se perdît dans les plis naturels de la peau. Ceci fait, voici comme j'ai opéré :

PREMIÈRE OBSERVATION.

Le nommé Pic, Jean, scieur de long, demeurant rue Charretière, n° 2, se présenta au dispensaire Notre-Dame, où il fut inscrit sous le n° 852 du cahier des affections des yeux, le 26 mars 1849. Il sortait de l'hôpital de la Pitié, où il était resté trois mois dans le service de M. Laugier. Comme il disait ne pouvoir demeurer plus longtemps à l'hôpital à cause d'affaires de famille qui le rappelaient chez lui, on lui signa son exeat, et ses ressources pécuniaires ne lui permettant que difficilement de se procurer les médicaments nécessaires à la continuation de son traitement, M. Laugier me l'adressa à mon dispensaire.

Cet homme, âgé d'environ quarante-cinq ans, présentait au premier abord, comme symptôme prédominant, une photophobie très-intense : les yeux fuyaient immédiatement en haut, aussitôt qu'on voulait écarter les paupières, qui opposaient du reste une grande résistance, et, suivant son dire, on n'avait pu que très-imparfaitement constater l'état des cornées. Je parvins, à l'aide de mon refouleur (*pl. I, figure n° 1*), à m'assurer qu'il y avait des ulcérations sur les miroirs oculaires. Le spasme photophobique avait amené un degré assez prononcé d'introversion aux quatre paupières, mais plus complet aux paupières inférieures, surtout à l'œil droit. Il avait été question d'une opération pendant son séjour à la Pitié; mais, peut-être pour s'y soustraire, il était sorti avant qu'on l'eût pratiquée. Le collyre au nitrate d'argent avait été employé sans succès. Je lui donnai un collyre au sulfate de cuivre belladoné (n° 3, sul. cuiv., 10 bellad., c'est-à-dire pour 1 kilog. d'eau, 3 grammes de sel et 10 gr. d'extrait), en mettant sur l'ordonnance que l'opération devrait être pratiquée pour combattre les entropions; car je les supposais ne pas devoir céder au traitement médical, qui avait échoué jusqu'ici; entropions spasmodiques, produits probablement par les kératites ulcéreuses, mais les entretenant certainement alors. Je ne revis plus le malade que le 12 avril. Le mot d'opération l'avait sans doute effrayé. Il m'apprit qu'il était retourné voir M. Laugier, qui l'avait engagé à se soumettre à l'opération, en le chargeant d'une lettre pour moi, mais il l'avait perdue. L'opération fut décidée, et le malade disparut encore jusqu'au 10 mai, époque à laquelle il revint avec une stomatite mercurielle si intense, qu'il faisait fuir par son haleine infecte les autres malades. Il était allé consulter notre confrère Sichel, qui avait aussi reconnu les kératites ulcéreuses avec entropions, et avait prescrit le traitement palliatif par l'arrachement des cils, et des frictions mercurielles circum-orbitaires. L'extraction des cils n'avait pas été faite, mais le malade ayant employé les frictions dix jours de suite, sans retourner voir M. Sichel, la stomatite était survenue, avec gonflement de la langue, ulcérations de la muqueuse des joues, ébranlement des dents, ptyalisme extrêmement abondant, souffle mercuriel infect, etc.

Malgré une action aussi intense du mercure sur la bouche, les yeux étaient toujours dans le même état. Le malade ne pouvait venir seul. Cette fois il était bien décidé à l'opération; mais je m'occupai d'aller d'abord au plus pressé en combattant les accidents hydrargyriques, et ce ne fut que le 28 mai, c'est-à-dire deux mois après sa première apparition au dispensaire, et cinq mois depuis son entrée à la Pitié, que j'ai pu pratiquer l'opération. Tous les traitements employés pendant ces cinq mois étaient restés sans résultat sur les entropions et sur les kératites ulcéreuses. Comme c'était à l'œil droit et à la paupière inférieure de cet œil que les accidents étaient le plus prononcés, j'opérai d'abord cette paupière, me réservant d'attaquer successivement les autres.

Je mesurai d'abord la perte de substance nécessaire, et je la circonscrivis avec de l'encre; puis je formai le pli, et, comme dans le procédé de MM. Velpeau, Stievenard, etc., je traversai sa base par les fils avant de couper la peau. Je ne me servis pas pour former le pli cutané des pinces à entropion ordinaires, telles que celles à bascule de William Adams, à béquille de Beer, parce que, comme je voulais être sûr de saisir les fibres du muscle, je craignais que ces pinces, qui embrassent une trop grande surface de peau dans leurs mors, n'atteignissent pas ce résultat. Je me servis d'une simple pince à dissection, ne soulevant ainsi que la portion juste où je voulais passer mon fil. Comme j'avais circonscrit le lambeau à l'avance avec de l'encre, j'étais certain de ne prendre ni plus ni moins de peau que je ne le voulais. En appliquant la pince, je raclai, pour ainsi dire, avec ses mors, la face antérieure du tarse et le rebord orbitaire correspondant, afin de ne pas manquer les fibres du muscle, et, à l'aide d'une aiguille à suture, courbe, de petite dimension, je traversai la base du pli de haut en bas pour y placer le fil. (*pl. I, fig. n° 2.*) Ce fil, C, qui était double, portait dans son anse une perle d'acier, D, qui devait lui servir de point d'arrêt contre les branches de la cheville supérieure, et les deux chefs de l'extrémité opposée avaient été passés dans le chas de l'aiguille à suture pour être entraînés par elle. J'appliquai ainsi deux fils seulement, C et B', à une distance à peu près égale l'un de l'autre, et des extrémités de la portion de peau que je voulais réséquer. Alors je plaçai la cheville supérieure A', sa convexité regardant en bas, et l'extrémité libre de ses branches en dehors. Je fis glisser entre ces branches, que j'écartai un peu, le bout supérieur des fils; et comme on pouvait les faire glisser très-facilement, il me fut très-aisé de les placer de manière à ce qu'ils tirassent perpendiculairement sur la cheville, la perle B et D servant de point d'arrêt. Je passai de la même manière le bout inférieur des fils dans les branches de la cheville inférieure A, dont la concavité regardait en haut pour correspondre à la convexité de la cheville supérieure. Il ne me restait plus qu'à serrer la suture. Pour cela, je passai également une perle d'acier dans un des chefs du fil B', pour avoir comme en haut un point d'appui, et en faisant un demi-nœud qui glissait sur ce point d'appui, je pus serrer comme je voulus, l'une contre l'autre, les chevilles, qui, en se rapprochant, firent saillir entre elles le lambeau à réséquer E. Je le réséquai d'un seul coup de ciseaux, rasant les chevilles sans craindre de couper trop près des fils, qui se trouvaient protégés par l'épaisseur de la branche antérieure, c'est-à-dire par le diamètre d'une épingle à cheveux. Il ne s'écoula que très-peu de sang, et le malade, que j'opérai sans le secours d'aucun aide, souffrit à peine. La douleur de la résection fut surtout très-peu intense, les parties étant comprimées par la suture, qui était faite, comme on le voit, avant la résection. Je n'appliquai aucun pansement, prescrivant seulement quelques lotions froides pour modérer l'inflammation. Le bord ciliaire ne se tournait plus en dedans. Les jours suivants la cicatrisation marcha régulièrement, et le quatrième jour j'enlevai l'appareil. La cicatrice était solide. Les ouvertures d'entrée des fils se cicatrisèrent bientôt elles-mêmes, et il ne resta plus qu'une cicatrice linéaire à peine visible, ainsi qu'ont pu le constater plusieurs médecins qui eurent l'occasion de voir le malade.

Le résultat de l'opération fut bientôt favorable à l'ophthalmie ulcéreuse, cause première sans doute de tout le mal; car le seul redressement de la paupière inférieure droite, qui était la plus introversée, amena sympathiquement la disparition des entropions plus légers des trois autres paupières. Dès lors les ulcérations cornéennes se cicatrisèrent, et je perdis le malade de vue. Son état misérable et le quartier qu'il habitait me firent craindre qu'il n'eût été une des victimes du choléra; mais il revint quelques mois après. Il était allé en Auvergne, son pays, faisant le voyage à pied pendant les chaleurs de l'été. Les entropions ne s'étaient pas reproduits; seulement, comme il avait fêté son retour au pays par de nombreuses libations de vin, dont le prix modique de 0,05 c. le litre lui permettait d'user largement, il était revenu un peu d'inflammation du globe et de sensibilité à la lumière. Des cicatrices remplaçaient les ulcérations cornéennes, mais ne gênaient pas la vision.

DEUXIÈME OBSERVATION.

Le nommé Raphaël, journalier, rue Poupée, 11, se présenta environ un mois après cette opération, le 3 juillet suivant, au Dispensaire Notre-Dame, où il fut inscrit sous le n° 1107 du cahier des affections du sens de la vue. Souffrant des yeux depuis six semaines, au point qu'il ne pouvait rien faire, ni sortir sans guide, il s'était adressé rue de Sèvres à la communauté des sœurs hospitalières de Saint-Thomas de Villeneuve, qui ont une réputation assez étendue pour la guérison de différentes maladies, entr'autres de celles des yeux, et qui, d'ailleurs, rendent de véritables services par leurs pansements quotidiens. La sœur Parus, chargée de la surveillance des pansements, me l'adressa au Dispensaire.

Cet homme, âgé d'environ soixante ans, maigre et à peau relâchée, était depuis six semaines affecté d'inflammation des globes oculaires, avec une photophobie très-intense, qui avait amené un entropion spasmodique des paupières inférieures. L'enroulement des tarses était complet. On le faisait cesser en appuyant et en tirant sur la peau et le muscle; mais l'œil étant très-enflammé, aussitôt qu'on ôtait le doigt, la photophobie déterminait de nouveau le spasme, et les entropions se reproduisaient. Toutefois, il n'y avait pas d'ulcères aux cornées, la photophobie paraissait avoir été primitivement développée par un certain degré de rétinite. J'espérais qu'en agissant sur le muscle par la compression, je viendrais à bout de faire cesser le spasme, et, dans ce but, je prescrivis le moyen vanté par Demours : la pression non interrompue. Comme je m'y attendais, ce moyen fut insuffisant, le malade n'ayant comprimé sa paupière que par intervalles. Je le décidai alors à l'opération que je pratiquai sans aide, et de la même manière que la précédente, le 7 juillet, à la paupière inférieure droite seulement, parce que les accidents y étaient très-prononcés. Le redressement eut lieu immédiatement. Des lotions froides furent seules prescrites, et le troisième jour, 10 juillet, époque où j'enlevai l'appareil, le spasme avait également cessé dans la paupière non opérée, où l'entropion, malgré le relâchement considérable de la peau, ne se reproduisit plus. Le lendemain, la cicatrice était à peine visible, et l'ophthalmie en voie de guérison. Le 15, c'est-à-dire huit jours après l'opération, tous les accidents qui duraient depuis six semaines étaient dissipés. J'ai revu le malade cette année, à l'occasion d'une conjonctivite catarrhale qui l'a amené au Dispensaire, et qui a cédé en quelques jours. Aucune espèce d'entropion, pendant cet espace de quatre ans, ne s'était reproduite.

J'ai souvent eu l'occasion de pratiquer cette opération par mon procédé, mais pour ne pas grossir inutilement ce Mémoire, je me bornerai à rapporter le dernier cas de ce genre que j'aie observé. Il offre cela d'intéressant, qu'il confirme pleinement ma théorie de la prédominance d'action physiologique et surtout pathologique des fibres orbitaires de l'orbiculaire sur les fibres palpébrales, en mettant en évidence une cause particulière d'entropion spasmodique de la paupière inférieure, la saillie trop prononcée de la cornée.

TROISIÈME OBSERVATION.

M. Charpentier, marchand des quatre-saisons, rue Traversine, 4, d'une constitution scrofuleuse, fut inscrit à mon Dispensaire le 3 mai 1853, sous le n° 5135. Depuis son enfance il a souffert des yeux, et a été pour cela traité, à différentes reprises, à l'Enfant-Jésus, à l'hôpital Clinique, à la Charité et à la Pitié, où, entre autres fois, il fut transporté l'été dernier dans un état de cécité complète, instantanément occasionnée par un éclair qui lui frappa les yeux pendant le plus violent orage de la saison. Des taches existent sur les deux cornées, et une double ophthalmie aiguë s'est déclarée depuis plusieurs jours, par suite de l'action de l'air froid de la nuit, ses camarades de chambrée ayant laissé ouverte la porte auprès de laquelle se trouvait son lit. A l'œil droit, la cornée est un peu plus saillante qu'à l'état normal, dans sa moitié inférieure, où elle est comme légèrement staphylomateuse. Cette moitié inférieure est le siége d'une ulcération très-superficielle, d'une espèce de dépolissure occasionnée par l'entropion de la paupière inférieure. Quand on fait tourner l'œil en haut, l'entropion disparaît pour se reproduire aussitôt que l'œil regarde en avant ou en bas, et les cils viennent alors frotter contre la cornée. L'œil gauche est le siége d'une keratite vasculaire, et, comme l'œil droit, d'une photophobie intense avec épiphora abondant, mais sans saillie anormale de la cornée, et, par suite, sans entropion et sans ulcération. La maladie a, en effet, débuté aux deux yeux par l'inflammation des cornées, sans que, au dire du malade, il y eût d'abord entropion à l'œil droit. Ce n'est que quand la photophobie est devenue intense que le spasme de l'orbiculaire s'est prononcé et que l'entropion est survenu, mais à l'œil droit seulement. La différence de conformation des cornées explique facilement cette différence dans les résultats. En effet, à l'œil gauche, où la saillie de la cornée est normale, l'entropion ne s'est pas produit, bien que la photophobie soit aussi intense que du côté droit, parce que la peau de la face, tendue et lisse chez le malade, qui est encore jeune, a dû opposer, comme je l'ai dit, une résistance efficace au spasme des fibres orbitaires du muscle orbiculaire, et les a empêchées de faire basculer le bord adhérent du cartilage tarse, tandis que le bord libre, ne rencontrant aucun obstacle sur la cornée, a pu glisser facilement sur cette membrane. A l'œil droit, au contraire, bien que la peau de la face offrît la même fermeté, la légère saillie anormale de la cornée a présenté un obstacle continuel au glissement du bord libre du tarse; le spasme des fibres orbitaires s'est accru par la pression douloureuse de ce bord libre contre la saillie du miroir, et la résistance de la peau n'a plus été suffisante à le contrebalancer.

L'entropion s'est alors produit. Ce qui rend, d'ailleurs, l'action de cette cause évidente, c'est que quand l'œil se tourne en haut, et que la saillie de la cornée n'offre plus d'obstacle au bord de la paupière inférieure, qui alors se trouve en rapport avec la sclérotique recouverte par la conjonctive, l'entropion disparaît. Si, toutefois, il n'y avait pas en outre faiblesse relative des fibres palpébrales du muscle, et si, au contraire, ces fibres étaient comparativement plus fortes que les fibres orbitaires. l'entropion ne se reproduirait pas quand la cornée se reporte au centre de l'orbite; car si ces fibres palpébrales se contractaient énergiquement, leur action serait toujours suffisante pour mettre en contact les bords libres des paupières, malgré le léger obstacle de la saillie cornéenne. Mais ces fibres, n'agissant que mollement, permettent au bord libre de la paupière inférieure d'arcbouter comme passivement contre la saillie, et, pour peu alors que la photophobie détermine un spasme prononcé dans les fibres orbitaires, le bord adhérent du tarse bascule en avant, et l'entropion se produit.

La première indication à remplir était de combattre l'entropion de l'œil gauche, cause apparente de l'ulcération superficielle de la moitié inférieure de la cornée.

Je pratiquai l'opération par la suture enchevillée, comme dans les deux cas précédents. Elle n'offrit rien de particulier, et l'entropion disparut immédiatement. Je prescrivis un traitement approprié pour combattre les kératites, et recommandai au malade de revenir le surlendemain. Cet homme, d'une intelligence assez peu développée, n'étant pas revenu, j'allai le voir le jour suivant. Il avait compris que je lui avais dit d'être huit jours sans venir, et attendait patiemment ce terme, souffrant, du reste, beaucoup moins et pouvant supporter la lumière. L'ulcération de la cornée droite diminuait, et l'entropion ne se reproduisait plus. Le lendemain j'enlevai les chevilles, la cicatrice étant faite. Il revint le 10; la guérison de l'entropion persistait, et les kératites s'amélioraient. Je l'avais perdu de vue, quand, le 30 du même mois, le hasard me le fit retrouver à la Pitié dans le service de chirurgie du docteur Michon. L'entropion ne s'était pas reproduit; mais le malade, qu'on avait renvoyé de son logement, avais pris le parti d'entrer à l'hôpital jusqu'à sa parfaite guérison. La cornée droite était cicatrisée, sa saillie paraissait même avoir diminué, et l'œil, de ce côté, était presque guéri; mais à gauche la kératite vasculaire persistait encore.

Je le rencontrai de nouveau, vers la fin de la première quinzaine de juin suivant, dans les cours de l'hospice, en revenant de voir, dans le service de M. Laugier, une femme de Château-Thierry, aveugle et sourde, qui m'avait été amenée par un médecin de ce pays, M. le docteur Lenicolais, de Condé en Brie (Aisne), et que, sur ma demande, M. le professeur de clinique chirurgicale de la Pitié avait bien voulu admettre dans ses salles. L'état des yeux était à peu près le même, mais l'entropion ne s'était toujours pas reproduit.

On voit par ces observations que le spasme était la cause évidente de l'entropion, puisque la guérison d'un côté a entraîné sympathiquement dans les deux premières celle de l'autre, bien que du côté non opéré les conditions de relâchement de la peau et d'enfoncement du globe de l'œil fussent restées les mêmes. Dans la troisième, l'entropion n'avait lieu que d'un côté; mais la cause de l'affection, reconnaissable dans la saillie anormale de la cornée, permettait d'apprécier manifestement, à la seule vue, l'action spasmodique de l'orbiculaire et la prédominance d'action pathologique des fibres orbitaires de ce muscle sur les fibres palpébrales. Les autres méthodes n'auraient-elles pas réussi dans ces cas? Je ne saurais l'affirmer; mais ce que je puis dire, c'est que pour pratiquer ma suture il suffit, en outre des chevilles qu'on peut préparer soi-même avec deux épingles à cheveux, si on est éloigné du fabricant,

D'une pince à disséquer, d'une aiguille à suture, courbe,

D'une paire de ciseaux droits et de deux petites perles en acier;

Qu'on peut se passer d'aide,

Que l'opération est à peine douloureuse,

Que la section de la peau ne se faisant qu'après la suture, on n'est nullement gêné par le sang pour arranger cette suture à son aise;

Qu'il n'est pas nécessaire de retrancher un grand lambeau de peau, et qu'il est possible que, même sans en retrancher, on réussit, des adhérences suffisantes s'établissant peut-être entre le muscle et la peau au niveau des ouvertures traversées par les fils, et les chevilles remplissant d'ailleurs l'indication du procédé de Demours, en comprimant le muscle sans l'intervention de la sagacité ou de l'envie de guérir du malade; qu'enfin la cicatrice est linéaire, à peine visible, et présente la courbure du bord libre de la paupière.

NOTE.

Les refouleurs que j'emploie (*pl. I, fig.* 1) font partie d'un appareil instrumental que j'ai présenté à l'appréciation de l'Académie de Médecine de Paris. Il trouve son application dans les opérations qui se pratiquent sur le globe de l'œil, et a pour but de tenir les paupières écartées pendant ces opérations, en remplaçant avantageusement la main de l'aide; ce qui m'a fait lui donner le nom d'*aide-fixe-paupières mécanique indépendant.* Voici la figure de cet appareil, et un extrait du mémoire descriptif des trois instruments nouveaux que j'ai présentés à l'Académie dans la même séance. MM. Roux, professeur de clinique chirurgicale à la Faculté de Paris et chirurgien de l'Hôtel-Dieu, membre de l'Institut, et Poiseuille, membres de l'Académie, sont nommés commissaires.

PREMIER INSTRUMENT.

Aide-fixe-paupières mécanique indépendant.

Il se compose d'une plaque frontale B (*pl. I, fig.* 3) servant à fixer le refouleur de la paupière supérieure D. Elle est maintenue sur le front au-dessus des arcades sourcilières, au moyen d'un ressort A qui embrasse la tête, et dont les deux branches postérieures vont en s'écartant prendre leur point d'appui sur le côté de l'occipital vers sa réunion avec les temporaux. Pour mettre cette partie de l'appareil en place, il suffit d'éloigner les branches postérieures du ressort de la plaque frontale à laquelle sont attachées les branches antérieures, et de faire passer la tête entre ces deux parties, de manière à ce que le sommet de l'arcade représentée par le ressort A vienne toucher le sinciput. L'appareil reste alors en place par l'élasticité du ressort; celui-ci est garni en cuir, et la plaque frontale sur la face postérieure qui touche le front en peau de daim, pour que le contact soit plus doux. Sur la partie médiane de la face antérieure de la plaque frontale se trouve une coulisse I dans laquelle passe la tige F d'une plaque labiale J, destinée à fixer le refouleur de la paupière inférieure. Cette tige peut être maintenue à tous les degrés d'élévation ou d'abaissement nécessités par les conformations individuelles, au moyen de la vis de pression qui existe sur la coulisse. De chaque côté, sur les parties latérales de la plaque frontale, se trouve une série de cinq trous taraudés pour recevoir le pas de vis de l'étau C destiné à saisir le refouleur. Il y a plusieurs trous, afin que, suivant l'écartement de l'œil de la ligne médiane de la face, le refouleur fixé par l'étau puisse toujours être mis en rapport facile avec la paupière supérieure. Enfin, aux deux extrémités de la plaque frontale, se trouvent deux boutons HH, dont les tiges recevront de chaque côté les encochures d'une autre plaque labio-faciale C (*pl. II, fig.* 6), utile dans certains cas spéciaux, mais ne servant également qu'à supporter l'étau qui saisira le refouleur de la paupière inférieure.

Les étaux dits étaux parallèles C (*pl. I, fig.* 3) offrent une vis L qui fait mouvoir une seule de leurs branches en la rapprochant ou l'écartant, toujours parallèlement, de l'autre branche qui est immobile. La plaque labiale J s'applique sur la lèvre supérieure et offre dans sa tige un écartement ou ouverture pour admettre le nez. Cette tige s'articule, comme je l'ai dit, avec la plaque frontale, et est fixée par la vis de pression lorsque le bord supérieur de la plaque labiale touche à la sous-cloison du nez. De cette façon l'appareil entier est maintenu immobile, puisque la sous-cloison lui offre un point d'appui qui l'empêchera de remonter, tandis que les branches du ressort qui prennent leur point d'appui sur l'occiput l'empêcheront de descendre. Elle offre, comme la plaque frontale, des trous taraudés pour recevoir les étaux. La plaque labio-faciale C (*pl. II, fig.* 6), qui, à la rigueur, pourrait suffire seule, diffère en ce qu'elle laisse à découvert toute la partie antérieure de la face, et ne gêne pas dans les opérations où il faut manœuvrer sur la partie interne de l'œil, comme dans l'opération de la pupille artificielle, soit par iridectomie, soit par enclavement, faite sur la moitié interne de l'iris, ou bien soit par iridodialysis, soit par iridectomédialysis, faite sur la moitié externe, opérations où l'on est déjà suffisamment gêné par la saillie du nez. Les branches de la plaque labiale augmenteraient encore cette gêne. Par contre, la plaque labio-faciale sera moins avantageuse dans les opérations où l'on manœuvre sur la partie externe de l'œil, comme pour les divers procédés de l'opération de la cataracte ou pour ceux de la pupille artificielle, soit par iridectomie, soit par enclavement, faite sur la moitié externe de l'iris, soit par iridodialysis, soit par iridectomedialysis, faite sur la moitié interne, ses branches faciales gênant un peu pour l'appui de la main (1).

---

(1) Toutefois, ce n'est pas une difficulté insurmontable, et j'ai pu m'en servir dans une opération toute récente de pupille artificielle par iridectomédialysis interne, assurément difficile, et pratiquée dans un cas désespéré.

Observation. — Mademoiselle Madeleine Marot, âgée de 26 ans, d'un tempérament lymphatico-sanguin, a passé par une série de vicissitudes qui ont un peu ébranlé sa constitution. Fille d'un médecin de Saint-Marc, près de Troyes, en Champagne, elle perdit, à l'âge de 7 ans, son père, qui fut assassiné dans une tournée qu'il faisait pour visiter ses malades. A cette nouvelle, sa mère fut frappée d'aliénation mentale, et ne revint à la raison qu'après un traitement prolongé dans une maison de santé. A l'âge de 19 ans, étant tout près de se marier, puisque les publications légales étaient faites, son fiancé fut enlevé, en quelques jours, par une pneumonie aiguë. A 20 ans, on vint sans préparation leur annoncer à sa mère et à elle qu'une somme de 80,000 francs, composant tout leur avoir, venait d'être emportée par le notaire qui en était dépositaire, et qui ne reparut jamais. Sa mère, comme foudroyée par ce coup inattendu, succomba le lendemain. A 21 ans, s'étant placée pour se créer des ressources dans une maison de commerce à Troyes; elle fut envoyée en course, et ayant été surprise par une averse au moment de son époque mensuelle, la suppression du flux périodique donna lieu à une double ophthalmie purulente tellement intense qu'en trois jours la vision fut abolie, et que depuis ce moment la cécité a été complète. Quelques mois après ce dernier malheur, on l'amena à Paris, où elle fut traitée sans succès par différents médecins, entre autres par les docteurs Desmarres, Sichel et Blanchet. M. Desmarres ne prescrivit aucun traitement, regardant la maladie comme incurable. L'œil droit que, d'après les renseignements donnés par la malade, je suppose avoir été atteint de dégénérescence staphylomateuse de la cornée, fut jugé nuisible par M. Blanchet, qui en pratiqua l'amputation partielle. Elle entra alors à l'hôpital Beaujon, dans le service de chirurgie de M. le docteur Huguier. La cornée de l'œil gauche était opaque dans toute son étendue, et la malade n'avait aucune conscience de l'impression de la lumière. Qu'elle fût dans l'obscurité la plus profonde, ou au milieu de la lumière la plus vive, c'étaient toujours pour elle les mêmes ténèbres. Elle était toujours, suivant son expression, comme dans un four. Pendant dix mois on employa d'abord des purgatifs, un vésicatoire au bras, l'iodure de potassium à l'intérieur, puis des insufflations pulvérulentes, sans aucune amélioration. On la renvoya alors, et elle fut placée comme incurable à la maison de Villers-Cotterets, où elle est depuis près de quatre ans. Une de ses compagnes d'infortune, mademoiselle Adélaïde Thorail, qui, à ce qu'il paraît, sur un certificat d'incurabilité que je lui aurais délivré, avait été placée dans la même

Les refouleurs DD (*pl.* I, *fig.* 3), destinés à s'appliquer sur la face externe des paupières et à les écarter du globe de l'œil, en les portant dans les cavités osseuses qui leur correspondent, se composent d'une tige qui sera saisie par l'étau et qui, pour cela, est plate dans cette partie, d'égale épaisseur, puisque les branches de l'étau sont parallèles, et en outre fenêtrée dans le milieu B (*fig.* 1), afin que la pression de l'étau se faisant forcément sur les deux points extrêmes, l'immobilité soit complète. Les faces latérales des branches formées par la fenêtre de la tige sont taillées en lime dans le même but. La partie supérieure de cette tige, un peu recourbée en avant, est destinée à être saisie entre les doigts lorsqu'on veut placer le refouleur. La plaque D du refouleur est articulée en tourillon avec cette tige et tourne latéralement sur elle, de manière à ce qu'à

---

maison, depuis deux ans, l'engagea, il y a huit mois, à venir me consulter. Je retrouve, en effet, son nom inscrit sous le n° 4468 du registre du Dispensaire Notre-Dame, à la date du 16 septembre 1852, avec le diagnostic suivant : Leucoma complet à gauche ; cicatrice, suite d'amputation du staphylôme de la cornée à droite. L'impression de la lumière était absolument nulle, mais je n'en conservai pas moins l'espoir d'une opération future, car je prescrivis un traitement résolutif pour l'œil gauche par des pommades absorbantes, des collyres variés, secs et liquides, forts et faibles, et la malade, qui retourna à Villers-Cotterets, commença au bout de trois mois de mon traitement à distinguer le jour de la nuit, ce qu'elle n'avait jamais pu faire depuis le début de sa cécité, malgré les traitements employés. Reprenant courage, elle obtint, vers la fin d'avril 1853, une permission d'un mois pour venir se faire opérer, et madame la comtesse Pelet, que ses malheurs avaient intéressée, l'aida pour son voyage. Elle me fut de nouveau amenée par madame Troupeau, fabricante de manches pour instruments de chirurgie, rue du Faubourg-du-Temple, n° 19, qui pourtant la connaissait à peine, mais qui, l'ayant déjà reçue lors de son premier voyage, s'offrait généreusement à la soigner le temps nécessaire. C'est par cette même dame que m'avait été présentée, deux ans auparavant, Adélaïde Thorail, qui l'avait priée de recevoir une seconde fois sa compagne. Une autre personne, qui tient un magasin de comestibles dans la même maison, voulut bien se prêter à la circonstance en mettant une chambre à la disposition de la malade.

La cornée gauche était toujours opaque dans presque toute son étendue ; seulement à la partie interne une demi transparence, d'à peine deux millimètres de surface, permettait d'apercevoir confusément l'iris ; mais il était impossible de dire si cette membrane n'était pas adhérente à la cornée, en un mot, s'il n'y avait pas synéchie antérieure. Je conseillai à la malade d'attendre encore, et de continuer le traitement qui réussissait bien, voulant la mettre dans les meilleures conditions de succès possibles ; mais elle me déclara qu'elle était venue pour être opérée, que plus tard sa protectrice pourrait lui manquer, et qu'il lui serait impossible d'entreprendre un nouveau voyage ; qu'elle serait alors vouée à la cécité pour le reste de ses jours ; enfin que pour n'avoir pas de reproches à se faire elle voulait tout tenter maintenant, et qu'elle ne repartirait pas que je ne l'eusse opérée.

Le cas était aussi défavorable que possible, et le soin de ma réputation me commandait de m'abstenir. C'est du moins la leçon que m'avait donnée quelques jours auparavant un des praticiens qui aient la plus longue expérience en ophthalmologie, et qui aient certainement le plus pratiqué d'opérations oculaires. Ce confrère, nous ayant convoqués, un autre oculiste et moi, pour assister à une opération de pupille artificielle par un procédé et un instrument qui lui appartiennent, nous demanda notre avis sur le résultat probable de l'opération. La réponse ne lui ayant pas paru satisfaisante, il se refusa immédiatement à opérer, bien que le malade, jeune, et que son père avait acconduit plein d'espoir, n'eût rien à perdre, puisqu'il était complétement aveugle, et tout à gagner, car la cornée offrait dans un point une transparence suffisante ; alléguant qu'un insuccès passe toujours dans le public pour un insuccès, qu'on ne tient pas compte à l'opérateur de ses bonnes intentions, et qu'il vaut mieux, quand le résultat est douteux, ne pas se compromettre par une opération hasardeuse.

l'aide de la vis de pression latérale, C, on puisse lui faire faire tel angle qu'on voudra avec les faces latérales de la tige. Le but de cette articulation est que cette plaque puisse toujours être placée parallèlement à la paupière, ce qui n'aurait pas lieu sans cela, car les étaux devenant nécessairement de plus en plus obliques en dehors, à mesure qu'on les éloigne de la ligne médiane, à cause du cintre obligé des plaques qui les supportent, le refouleur se serait, dans le même rapport, présenté obliquement à la paupière. On a en outre l'avantage de pouvoir avoir plusieurs modèles de plaques de refouleurs, s'articulant sur la même tige. J'en ai fait faire de trois modèles. L'un, D et E, qui est arrondi à son extrémité libre, est légèrement convexe dans tous les sens, sur la

---

Malgré cela, cédant aux sollicitations de ma cliente, et faisant passer les devoirs de l'humanité avant ceux de la réputation du médecin, réfléchissant d'ailleurs que si je parvenais à ouvrir une pupille en face de la portion demi-transparente de la cornée, rien n'empêcherait de continuer le traitement résolutif, et que l'éclaircissement de cette membrane se ferait aussi bien après qu'avant l'opération, je me décidai, et après avoir prévenu la malade que, même dans le cas où l'opération devrait le mieux réussir, le résultat immédiat serait très-incomplet, puisque la cornée encore nuageuse ne pourrait que confusément laisser passer la lumière, je l'opérai, *le* 9 *mai*, chez M. Troupeau, qui seul me servit d'aide en fixant simplement la tête de l'opérée. La seule méthode efficacement applicable était l'iridectomédialysis interne, ou décollement avec excision de l'iris vers le grand angle de l'œil, car c'est vers ce point seul qu'existait la demi-transparence du miroir oculaire, et le procédé de la corectomie ou celui de l'arrachement, en m'obligeant à faire l'incision d'entrée pour les instruments sur cette partie même, m'aurait exposé à compromettre le peu de perméabilité qu'elle offrait à la lumière, par la cicatrice résultat de l'incision, et par l'inflammation à laquelle elle pourrait donner lieu. Devant opérer avec le seul secours de mon *aide fixe-paupière mécanique*, remplaçant dans ce cas *deux aides*, j'aurais eu plus d'avantage à me servir de la plaque labiale, pour fixer le refouleur de la paupière inférieure; car ma main droite, qui avait à faire manœuvrer le couteau lancéolaire et le crochet à décollement, devait prendre son point d'appui sur la joue, tandis que les ciseaux de Cooper seraient tenus par la main gauche du côté du nez pour pratiquer l'excision du lambeau iridien. Toutefois, comme l'artiste auquel j'avais remis tous mes instruments, pour en faire le dessin, avait oublié de me renvoyer la plaque labiale, je n'hésitai pas à me servir de la plaque labio-faciale, parce que l'heure de l'opération avait été fixée, et que je ne voulais pas tenir la malade dans l'anxiété d'une attente prolongée. Les refouleurs placés, et l'œil étant parfaitement à découvert (*pl. I, fig.* 3, *œil gauche*), je fis avec le couteau lancéolaire de Beer, tenu de la main droite, une ponction-incision vers le centre de la cornée. Je n'étais pas sûr qu'il n'y eût pas adhérence de l'iris avec cette membrane, à cause de l'opacité qui masquait le jeu de l'instrument, et qui me forçait à opérer comme à tâtons. Il s'écoula bien un peu d'humeur aqueuse, ce qui me fit espérer que la chambre antérieure n'était pas détruite; mais il avait pu arriver, dans le cas d'une adhérence intime, que le couteau eût pénétré dans la chambre postérieure, et le même phénomène se serait encore produit. Le succès de l'opération aurait alors été singulièrement compromis, car il m'aurait fallu faire pénétrer l'humulus, par la face postérieure de l'iris, entre cette membrane et le cristallin, et il en serait probablement résulté une cataracte capsulaire consécutive.

J'armai alors ma main gauche des ciseaux de Cooper, leur convexité tournée vers le globe, mon pouce passé dans l'anneau supérieur, l'annulaire dans l'inférieur, la pulpe de la dernière phalange de l'index soutenant l'instrument, au point de jonction des deux lames, ouvertes et prêtes à faire l'excision du lambeau. De la main droite je saisis le crochet à iridodialyse à la manière ordinaire, et je cherchai à le faire pénétrer, par la ponction précédemment faite, entre l'iris et la cornée. Après quelques difficultés pour exécuter ce second temps de l'opération, je parvins à le faire glisser, en rasant la face postérieure de la cornée, jusqu'au cul-de-sac irido-cornéen où je pus l'entrevoir

face qui regarde la tige pour s'accommoder aux concavités des surfaces orbitaires. Il est concave, au contraire, sur l'autre face, pour s'accommoder à la sphéricité du globe de l'œil. Il a l'avantage de s'enfoncer profondément sous l'orbite, en refoulant loin en arrière la paupière.

L'autre modèle, F, est échancré à son bord libre, qui est taillé en lime, et saisit la paupière dans tout son bord ciliaire, dont il offre la forme correspondante. Il écarte un peu plus la paupière vers ses extrémités, mais il en porte moins loin en arrière la partie centrale, et les angles formés par la terminaison de l'échancrure gênent un peu le patient. Le premier, qui est large dans toute son étendue, soutient aussi mieux le sourcil, qui tend à s'abaisser lorsque le malade contracte le muscle orbitaire. Je le préfère, et je l'ai employé plus volontiers dans les opérations que j'ai eu à pratiquer, notamment dans celle de

---

confusément, et ayant harpouné l'iris à son attache ciliaire, je ramenai le crochet entraînant la membrane à l'ouverture d'entrée, en ayant encore soin de raser la face postérieure de la cornée dans la crainte de toucher le cristallin avec la pointe de l'instrument. Là, j'éprouvai une nouvelle difficulté pour dégager le crochet, bien que j'apportasse la plus grande attention à ce que sa convexité pressât l'angle supérieur de l'ouverture d'entrée, et à ce que ses faces latérales se présentassent parallèlement aux lèvres de cette ouverture, en agissant avec l'instrument sur la face postérieure de la cornée, ainsi que le conseille Jœger, comme si je voulais extraire le globe de sa cavité, de manière à faire bailler la plaie cornéenne, et à favoriser la sortie de l'humulus. Il y avait sans doute, ainsi que je l'avais craint, entre l'iris et la cornée, des adhérences que j'étais parvenu à rompre pour entrer, et qui pour sortir m'offraient de nouveaux obstacles. En effet, pour entrer il ne m'avait fallu qu'opérer une rupture de la largeur du crochet dont la pointe ne pouvait me gêner, tandis qu'il m'était presque impossible de parvenir à sortir sans faire de nouvelles ruptures, puisque la pointe de l'humulus devait nécessairement s'accrocher aux bords de l'ouverture qu'il avait pratiquée dans les adhérences, comme l'hameçon du pêcheur s'accroche au poisson qui l'a avalé sans difficulté, et qui pourtant s'y trouve bientôt pris. Ensuite, le crochet chargé du lambeau offrait un volume plus considérable qu'à son entrée, et, de plus, l'iris, entraîné par le crochet, devait passer à travers son propre tissu dans les adhérences pupillaires rompues comme à travers une étroite boutonnière. Je réussis, néanmoins, après un certain temps, et par des tractions ménagées, à amener au dehors le crochet et l'iris, dont j'excisai un lambeau triangulaire, avec les ciseaux que je tenais de la main gauche.

L'opération de la pupille artificielle par décollement est une des opérations les plus douloureuses de la chirurgie oculaire. Elle est beaucoup plus douloureuse que celle de la cataracte, qui l'est à peine, à cause de la grande vascularité de l'iris, et de la présence des nerfs ciliaires émanant, pour la partie sensitive, de la branche ophthalmique de Willis, une des trois branches du nerf de sensibilité par excellence, le nerf trifacial; et pour opérer le décollement, on rompt nécessairement les filets ciliaires, comme dans l'avulsion d'une dent on rompt les filets des branches maxillaires supérieure ou inférieure, les deux autres branches du trijumeau, ou nerf de la cinquième paire. C'est donc une douleur analogue qui est ressentie dans les deux cas. Mon intéressante malade la supporta sans broncher, broyant ses dents les unes contre les autres, plutôt que de manquer à l'immobilité que je lui avais recommandée. J'enlevai les refouleurs, et fermai les paupières à l'aide de bandelettes de taffetas d'Angleterre. La lumière était devenue intolérable pour la rétine qui y était soustraite depuis près de cinq ans.

Toutefois, pour rassurer la malade sur le succès de l'opération, j'avais fait quelques essais grossiers de vision, en lui tournant le dos au jour. Elle avait pu distinguer le mouvement des doigts et des lames des ciseaux. Je fis mettre la chambre dans une obscurité presque complète, car la lumière produisait une impression douloureuse, même à travers les paupières fermées et les bandelettes; je couvris les yeux d'un bandeau en soie noire, et je pratiquai immédiatement une forte saignée pour me mettre en garde contre l'inflammation. Deux pilules à prendre dans la journée, composées chacune de calomélas 0,10 cent., extrait d'opium 0,02. Diète absolue, limonade citrique.

la cataracte. J'ai fait faire aussi un modèle d'élévateur et d'abaisseur à arête, G, qui pourrait servir dans le cas où l'on jugerait indispensable de soulever la paupière, en pénétrant entre elle et le globe de l'œil.

Pour appliquer l'ensemble de l'instrument, on place d'abord, comme je l'ai dit, l'appareil qui sert de support aux étaux; on visse ensuite les étaux, l'un sur la plaque frontale, l'autre sur la labiale, de manière à ce qu'ils correspondent à la ligne médiane verticale des paupières, et on ouvre chaque étau, en faisant mouvoir la vis fixée à la branche mobile. On place ensuite le refouleur sur la paupière supérieure d'abord; et quand elle est suffisamment écartée pour que l'œil soit à découvert, on engage la tige dans l'étau, et on s'assure que la paupière est bien dans la position désirée, le refouleur représentant ainsi le doigt intelligent d'un aide, mû par l'opérateur lui-même. Cela reconnu, on serre im-

---

Le lendemain 10 : des douleurs violentes, analogues à celles ressenties pendant l'opération, qui avait eu lieu la veille à neuf heures, ont persisté jusqu'à quatre heures. Elles ont cessé dans la soirée, et la nuit a été bonne. La lumière ne gêne plus à travers les bandelettes. Prescription : calomélas 0,60, rhubarbe 0,30 à prendre en deux paquets à un quart d'heure d'intervalle, diète. Prendre une pilule *ut supra*, dans la soirée, et deux dans la journée du 11.

Le 12 : les deux paquets de calomel ont produit six selles; pas de douleur dans l'œil, sommeil pendant les deux nuits précédentes; sensibilité des gencives, ptyalisme peu abondant. Prescription : une seule pilule le soir, et une pour le lendemain soir.

Le 14 : gengévite et souffle hydrargyriques ayant causé un peu d'insomnie, pas de douleurs dans l'œil. J'enlève les bandelettes. La plaie de la cornée est cicatrisée. Conjonctive un peu injectée. La lumière ne gêne que très-peu. Pas de névralgie ciliaire. La nouvelle pupille paraît noire à travers la demi-transparence de la cornée. Le mouvement des doigts et la forme des objets sont perçus. Prescription : suspendre le calomel. Gargarisme aluminé. Poudre d'alun en frictions gengivales. Purgatif salin. Deux bouillons.

Le 17 : la malade m'aborde en me disant qu'elle est certaine qu'elle y verra, parce que, par-dessous son bandeau, elle a reconnu le chien de la maison et une orange. La bouche va mieux, les nuits ont été bonnes; elle s'est levée les deux jours précédents. Prescription : gomme gutte, scammonée, aloès, de chaque 0,05 cent.; savon médicinal, quantité suffisante pour une pilule; en prendre deux tous les soirs : emplâtre de Janin à demeure derrière l'oreille gauche, potages. La permission de la malade étant expirée, j'obtiens de M. le préfet une prolongation de séjour.

Le 22 : la malade reconnaît la forme des objets et toutes les couleurs qu'on lui présente. Le jour ne gêne plus. Je fais supprimer le bandeau. Alimentation modérée.

Le 28 : la vision s'améliore, la pupille conserve ses dimensions. La malade se dirige seule dans l'appartement en évitant les meubles. Elle peut venir prendre ma main, à quelque endroit que je la pose. Elle reconnaît à la vue l'envers et l'endroit d'un foulard. On l'a conduite au spectacle et à la promenade, et à chaque pas elle se récriait sur la toilette des dames, qu'elle distinguait de celle des hommes. C'est pour elle une existence toute nouvelle qui l'amuse beaucoup. En un mot, elle se trouve très-heureuse de ce degré imparfait de vision, qu'elle a, ainsi que moi, l'espoir de voir s'améliorer de jour en jour, car tout fait supposer que la pupille artificielle persistera, et que la cornée s'éclaircira encore par le traitement résolutif qui sera ultérieurement continué. Rien ne fait craindre que le cristallin ou sa capsule ne doivent se troubler, et la jeune fille m'annonce qu'elle repartira le 1er juin.

Le 30 : elle vient me faire ses adieux. Elle se dirige seule dans mon cabinet, qui est assez vaste et qu'elle ne connaît pas, car elle n'y est entrée qu'une fois, et elle était aveugle. Elle évite les fauteuils, les chaises, le bureau, la table aux instruments, les bibliothèques, va à la cheminée, aux fenêtres, et trouve la porte de sortie. Elle me promet de m'écrire pour me tenir au courant de son amélioration, dont elle ne doute pas, et part en me remerciant de lui avoir rendu, avec une incomplète vision, quelque chose de presque aussi précieux, une complète espérance.

médiatement avec l'autre main, au moyen de la vis latérale, l'étau assez fort pour que les contractions musculaires qui pourraient survenir soient impuissantes à faire jouer la tige du refouleur entre les branches de l'étau, et la paupière est ainsi désormais fixée. On place de même le refouleur inférieur, s'il est besoin d'avoir les deux paupières écartées par des aides, comme dans le troisième temps de l'opération de la pupille artificielle par iridectomie, où l'opérateur a besoin de sa seconde main, pour exciser le lambeau amené au dehors. Autrement, dans l'opération de la cataracte, par exemple, je me contente de placer le refouleur supérieur (*pl. I, fig.* 3, *œil droit*), et j'écarte moi-même la paupière inférieure avec l'index et le médius de la main qui n'opère pas, tandis que l'annulaire fixe à sa partie interne le globe de l'œil, de façon à l'empêcher de fuir devant l'aiguille ou le couteau. Il va sans dire que, des deux plaques du même modèle de refouleurs, la plus longue s'emploie pour la paupière supérieure, qui offre plus d'étendue que l'inférieure.

Ce système de refouleurs a, comme on le voit, l'avantage de remplacer l'aide intelligent, qu'on n'a pas toujours à sa disposition, et de remplacer même deux aides qui sont souvent nécessaires dans la corectomie, par exemple, soit que l'excision du lambeau iridien soit faite par un aide armé des ciseaux de Cooper placé à côté de l'opérateur, si celui-ci, n'étant pas sûr de sa seconde main pour cette excision, se contente d'écarter avec cette main la paupière inférieure : et c'est ainsi que procédait Beer à l'égard de son élève de prédilection Jœger, auquel il servait alors d'aide, quand celui-ci commençait à opérer sur le vivant; soit que l'opérateur excise lui-même le lambeau, comme je l'ai fait dans l'opération de Madeleine Marot, et il faut également un second aide pour écarter la paupière inférieure.

L'appareil, une fois placé, faisant pour ainsi dire corps avec le patient, les mouvements de celui-ci ne peuvent faire échapper les paupières, ce qui a quelquefois lieu quand on n'a pas un aide bien habitué et bien sûr de lui, ou quand la peau grasse du malade a une tendance naturelle à glisser sous les doigts. Le malade peut remuer la tête et marcher sans que l'appareil se déplace, si on a eu soin de bien serrer les étaux. A l'aide des deux plaques labiale et labio-faciale, il permet de laisser libre la partie sur laquelle les instruments ou la main doivent agir, et, de plus, il a l'avantage d'être indépendant, c'est-à-dire qu'on peut ne placer qu'un seul refouleur, et se servir de la main qui n'opère pas pour écarter soi-même l'autre paupière.

Un des grands avantages, surtout des refouleurs, c'est de ne pas pénétrer sous les paupières, comme le font les élévateurs et les abaisseurs ordinaires, soit pleins, soit fenêtrés, et, par conséquent, de ne pas irriter la face interne des paupières et le globe de l'œil, dans des opérations qui sont déjà par elles-mêmes des causes puissantes d'inflammation. Je ne connais pas de blephareirgon mécanique qui soit dans ce cas.

M. Jules Guérin se sert de refouleurs en anneau pour écarter les paupières dans l'opération du strabisme, mais ils sont tenus par des aides, ce dont les miens n'ont pas besoin. Le spéculum contentif de M. Lusardi, qui s'applique également à la face externe des paupières, agit sur les deux paupières à la fois; et d'ailleurs il faut qu'une des mains de l'opérateur soit employée à le tenir, ce qui limite le nombre des cas où l'on peut s'en servir. Le mien peut n'agir que sur une paupière, ou laisser les deux mains libres. Le blephareirgon ou dilatateur palpébral de Kelley-Snowden, très-commode du reste dans la myotomie oculaire, a l'inconvénient de pénétrer entre le globe de l'œil et les paupières, et se déplace quelquefois; mais il est le seul qui, à ces inconvénients près, puisse remplacer deux aides, en laissant libres les mains du chirurgien. Toutefois, il gêne en dehors dans l'opération de la cataracte par scléroticonyxis ou par extraction, pour la manœuvre de l'aiguille ou du couteau, de même que dans l'opération de la pupille artificielle. D'ailleurs, il n'est pas indépendant. Les élévateurs ordinaires, outre qu'ils pénètrent sous les paupières, nécessitent le concours d'aides intelligents et habitués. qu'on n'a pas toujours à sa disposition.

Mes refouleurs (*pl. I, fig.* 1), isolés de l'appareil qui les rend fixes, peuvent servir journellement pour l'examen du globe de l'œil, dans les inflammations où la photophobie domine, et où souvent il est impossible avec le secours seul des doigts de découvrir la cornée. L'œil fuit sous la voûte orbitaire à mesure qu'on écarte la paupière supérieure, et le doigt ne peut la refouler assez loin à cause de son volume, sans blesser le globe. Comme il y a presque toujours, dans ces cas, d'ailleurs, épiphora, la peau humide glisse sous le doigt; et on a beau l'essuyer, l'abondance des larmes est alors souvent telle, qu'avant qu'on ait pu achever son examen, toute la région palpébrale est de nouveau baignée. C'est en vain qu'on recommande au malade de regarder en bas, quand on n'écarte ainsi que d'une manière insuffisante la paupière supérieure, l'instinct, plus fort que la volonté, entraîne toujours le globe en haut à mesure qu'on veut le découvrir, et chez les enfants, où les ophthalmies scrofuleuses avec épanchements cornéens interlamellaires, vascularisations et ulcérations du miroir oculaire, sont si fréquentes et si photophobiques, on n'arrive, même quand ils mettent de la bonne volonté à vous obéir, qu'à leur faire ouvrir largement la bouche, sans arriver à son but. Ou bien alors la connaissance de ces lésions vous échappe et vous agissez en aveugle; ou bien il faut employer les élévateurs, et il n'est pas indifférent de pénétrer ainsi violemment dans un œil enflammé. Aussi, ai-je vu des praticiens du plus grand mérite se contenter dans ces cas de faire tourner au malade le dos à la lumière, et d'ombrager les côtés de la face avec les mains, pour la mettre dans une demi-obscurité. Le malade alors peut ouvrir un peu les yeux et voir le médecin, mais le médecin ne voit plus que confusément les yeux du malade, et en est souvent réduit à diagnostiquer une ophthalmie avec photophobie, sans connaître au juste les lésions anatomiques qu'il est toujours si important de connaître, pour y porter remède en temps opportun (1).

Avec mes refouleurs, je suis toujours parvenu à porter, sans la blesser, la paupière supérieure assez loin sous l'orbite, pour qu'elle dépassât la limite que peut atteindre dans ce sens, la cornée transparente. La thérapeutique locale y trouve son compte, mais le patient aussi; car s'il n'y a que des points limités de malades ou d'ulcérés, on lui évitera de grandes souffrances en agissant directement sur ces points, au lieu de répandre, comme je l'ai vu faire chez des enfants, dans

(1) L'importance du diagnostic local, dans ces cas, est telle, qu'une erreur dans la connaissance du point de départ de la maladie a pu conduire à une erreur dans le traitement, d'où il est résulté que le malade a non-seulement subi un traitement inutile, mais encore qu'il a gardé indéfiniment une maladie le privant de l'usage de l'œil, pouvant même compromettre cet organe, et dont il était facile, par un diagnostic précis, de le débarrasser de suite. Je veux parler des corps étrangers dans la cornée ou sous les paupières.

Il arrive souvent, en effet, qu'un malade se présente à vous, avec tous les symptômes d'une inflammation intense de l'œil, ayant débuté brusquement, et qu'il attribue à un corps étranger qui lui serait entré sous les paupières, ou dont quelquefois même il ignore la cause. Eh bien! si on ne visite pas toute la cavité palpebro-oculaire avec la plus scrupuleuse attention, il peut arriver que le corps étranger ne soit pas reconnu et que le traitement employé contre l'inflammation, dont il est seul la source, restant

toute la cavité palpébro-oculaire, des agents modificateurs actifs et salutaires, mais extrêmement douloureux.

Lorsqu'on voudra se servir de l'appareil entier pour les opérations à pratiquer sur le globe de l'œil, il suffira, après l'avoir mis en place, de faire fixer la tête du malade par la première personne venue, qui appliquera la paume de ses deux mains contre les tempes et non sur le front, de peur de déranger l'instrument, et appuiera la partie postérieure de la tête contre sa poitrine. Une

---

impuissant, la maladie persiste sans fin. L'inverse peut aussi avoir lieu, et le début brusque d'une inflammation peut faire croire à la présence d'un corps étranger qui n'existe pas, d'autant plus facilement que le développement inflammatoire des vaisseaux de la conjonctive, ou de granulations palpébrales, donne au malade la sensation de frottement d'un corps étranger.

Parmi de nombreux exemples que j'ai rencontrés de ces deux cas, en voici quelques-uns qui me sont restés dans la mémoire.

PREMIER CAS : *Corps étrangers simulant une inflammation.*

M. V..., *officier de paix à Paris*, revenant de la campagne en chemin de fer, dans l'été de 1849, mit la tête à la portière et fut frappé au visage par un coup de vent dont la violence était encore augmentée par la vitesse du convoi. Une douleur très-vive et une gêne considérable dans les mouvements de l'œil gauche, persistèrent le reste du jour et toute la nuit, qui se passa sans sommeil. Le lendemain il fut adressé par son médecin, à un chirurgien des plus distingués des hôpitaux de Paris, lequel n'ayant constaté qu'une inflammation dont il trouvait la cause dans le coup d'air reçu la veille, prescrivit un traitement antiphlogistique. Le malade, souffrant toujours de plus en plus, me fit appeler, et, après m'être livré à différentes recherches, je découvris, en visitant le cul-de-sac oculo-palpébral supérieur, un corps étranger qui paraissait être un poil de cheval. L'extraction fit cesser tous les accidents. Ce corps étranger serait peut-être resté longtemps retenu dans le repli conjonctival; peut-être aussi se serait-il déplacé par les mouvements de l'œil, car il n'était pas implanté dans la membrane; mais il arrive souvent que des parcelles de métal ou des corpuscules durs violemment lancés s'implantent profondément dans la cornée, d'où l'aiguille même a de la peine à les dégager.

S'ils sont méconnus, les accidents persistent pendant un temps illimité. Ces corps sont quelquefois si petits qu'on ne peut guère les découvrir qu'avec une loupe; mais pour les extraire on éprouve la plus grande difficulté, à moins d'être myope, car la loupe ne peut plus servir, puisque le chirurgien a besoin de ses deux mains pour opérer.

J'ai fait faire par l'ingénieur Chevalier, du quai de l'Horloge, à Paris, un *pince-nez loupe* à deux verres de grossissements différents, très-commode dans ces circonstances.

C est un verre biconvexe n° 3 (*pl. II, fig.* 4), ayant par conséquent trois pouces de foyer, ce qui donne un grossissement assez considérable, tout en laissant un espace suffisant (3 pouces si l'opérateur n'est pas presbyte) pour la manœuvre de l'aiguille.

D est un verre également biconvexe n° 7, c'est-à-dire de 7 pouces de foyer, et d'un grossissement beaucoup moins fort que le précédent, mais suffisant dans un grand nombre de cas, et ne forçant pas à s'approcher aussi près.

L'instrument est placé sur la racine du nez de l'opérateur, de manière à ce que le verre dont il se sert touche presque son œil, s'il ne veut pas perdre sur la longueur focale; il ferme l'œil du côté opposé. Ses deux mains restent donc libres, de sorte que s'il se livre simplement à des recherches, il peut écarter comme il le veut chaque paupière avec une main, ce qui permet de mieux découvrir la cornée irritée et cherchant à fuir la lumière. Si, au contraire, il pratique l'extraction du corps étranger, il écarte, avec le pouce de la main qui n'opère pas, la paupière supérieure, en prenant avec les autres doigts son point d'appui sur le front, pendant que l'autre main, armée d'une aiguille à cataracte tenue entre le pouce et les deux premiers doigts, comme une plume à écrire, écarte avec l'annulaire la paupière inférieure, tandis que le petit doigt prend son point d'appui sur la partie voisine de la joue. L'opérateur doit être ambidextre pour cette opération comme pour la plupart des opérations de la chirurgie oculaire, afin

recommandation à faire à cet aide improvisé, s'il est facile à impressionner, c'est de ne pas regarder les manœuvres de l'opérateur. Voici, en effet, ce qui arriva la première fois que j'opérai de cette façon :

OBSERVATION.

M. Columeau, entrepreneur de menuiserie au Petit-Montrouge, Chaussée du Maine, n° 38, ayant été traité par moi avec succès, en 1849, pour une maladie

---

de pouvoir opérer sur l'œil droit avec la main gauche, et sur l'œil gauche avec la main droite. De cette façon, la main et l'instrument, manœuvrant du côté du petit angle, ne sont pas gênés par la saillie du nez, et la lumière qu'on fait arriver dans l'œil par dessus l'éminence nasale, en plaçant le malade un peu obliquement par rapport à la fenêtre, a un plus large accès par le grand angle que par le petit.

Le ressort, A, permet de fermer le pince-nez, qui forme alors lorgnon et qu'on peut accrocher à un cordon par la queue, B, si l'on a besoin de le porter journellement.

Voici quelques observations récentes de corps étrangers méconnus, où cet instrument m'a été très-utile.

Mme Passage, confectionneuse, rue Aubry-le-Boucher, n° 34, se présenta le 6 avril 1853 au dispensaire Notre-Dame, où elle fut inscrite sous le n° 5030. Elle ne pouvait travailler depuis près d'un mois à cause d'un trouble de l'œil gauche, avec photophobie, larmoiement et rougeur conjonctivale, qui paralysaient en même temps l'action de l'œil droit.

Différents médecins qu'elle avait consultés, et divers traitements qu'elle avait subis pendant ce temps, n'avaient pu améliorer son état qui, au contraire, empirait de jour en jour, au point que son mari était obligé de la conduire. On avait même été jusqu'à diagnostiquer le début d'une cataracte qui, avait-on dit, devrait plus tard nécessiter l'opération. Je reconnus à l'aide du *verre n°* 7 l'existence d'un corps étranger d'apparence noirâtre, implanté sur la cornée en face la pupille et en partie masqué par la vascularisation fine, résultat de l'inflammation. Je procédai à son extraction, et tous les accidents disparurent comme par enchantement. La malade put reprendre ses travaux le lendemain. Ce corps étranger, excessivement ténu, et que la malade ne se rappelait pas avoir reçu, était très-dur, et m'a paru être un grain de marbre noir.

Mademoiselle Gauget, blanchisseuse de fin, rue Saint-Louis en-l'Ile, n° 3, me fut envoyée au commencement d'avril 1853, par M. le docteur Charpentier, pour une affection de l'œil, que ce confrère supposait tenir à la présence d'un corps étranger. Elle ne vint au dispensaire Notre-Dame que le 23, et fut inscrite sous le n° 5092. Elle s'était présentée dans l'intervalle à une autre consultation ophthalmologique, où l'affection ayant été considérée comme uniquement inflammatoire, une saignée de 18 onces avait été prescrite. L'émission sanguine n'avait pas été pratiquée, parce que la Sœur de Charité, de laquelle la jeune fille la réclamait, s'était refusée à faire une aussi forte saignée, et m'avait, à son tour, adressé la malade.

Je reconnus, à l'œil nu, la présence d'un corps étranger implanté dans la cornée gauche, je crois, et comme il me paraissait très-fin, je me servis, pour avoir plus de facilité à en pratiquer l'extraction, du *verre n°* 7. Les accidents, qui duraient depuis un certain nombre de jours, furent immédiatement dissipés.

Il y a avantage, même quand on a pu reconnaître à l'œil nu le corps étranger, à se servir pour l'extraire, s'il est très-petit, d'un verre à grossissement, parce que la mobilité de l'œil malade, l'abondance des larmes qui l'inondent, et les reflets de la lumière variant suivant le sens dans lequel se tourne l'œil, pendant qu'on cherche à attaquer comme au vol, le corps étranger, font qu'il échappe momentanément à la vue de l'opérateur, qui elle-même se fatigue dans cette poursuite. La main n'agit plus alors avec la même assurance, puisque le but se dérobe par intervalles, et l'opération peut être beaucoup plus longue et plus laborieuse pour le patient et pour le chirurgien.

M. Coquin, mécanicien, rue de la Cité, 22, vint au Dispensaire le 11 mai dernier, et fut inscrit sous le n° 5175. Trois jours auparavant, en burinant une pièce en fonte, un éclat, gros comme une balle, lui sauta dans l'œil droit, qui, depuis ce moment, était

chronique des yeux et pour une double affection de l'oreille moyenne, cause d'une surdité déjà de longue durée, qui céda au cathétérisme de la trompe d'Eustachi, me parla de sa mère, âgée de près de 80 ans, habitant dans le Gâtinais, aux environs de Nemours. Cette dame, aveugle depuis deux ans, avait été abandonnée comme incurable, sans doute à cause de son âge. Pensant qu'il pouvait s'agir de cataractes, je l'engageai à la faire venir; et comme je ne

---

resté enflammé, larmoyant, photophobe, et ne pouvait se mouvoir sous les paupières sans de vives souffrances. En raison du volume de l'éclat de fonte, il y avait tout lieu de croire à une simple contusion; aussi, différentes personnes qui avaient visité l'œil s'étaient-elles arrêtées à cette idée. Les symptômes persistant avec la même intensité, j'examinai à la loupe le miroir oculaire, et je découvris profondément fixé dans le tissu un grain du métal; l'extraction que j'en opérai, à l'aide du *verre n° 3*, fit immédiatement cesser tous les accidents. Il est probable qu'au moment du choc du gros morceau de fonte sur le globe, une parcelle s'était détachée et s'était implantée dans la cornée.

M. Faguet, artiste dessinateur sur bois, à Paris, rue des Boulangers, n° 30, que j'avais chargé du dessin de ces instruments, m'adressa, le 24 mai 1853, une dame de ses parentes qui, depuis plus de trois semaines, souffrait beaucoup de l'œil droit, avec photophobie, larmoiement, douleurs névralgiques sus-orbitaires, gêne considérable dans les mouvements de l'œil, et faiblesse sympathique de l'œil gauche. Cette dame rapportait le début de sa maladie à un coup de vent qu'elle avait reçu, et supposait la présence d'un corps étranger. Son médecin, après avoir visité l'œil, n'ayant rien découvert, attribua la maladie à une inflammation, et conseilla un traitement anodin qui n'empêcha pas les symptômes de s'aggraver. A la simple inspection, à l'œil nu, je n'aperçus rien sur la cornée; et n'ayant non plus rien trouvé dans les culs-de-sac oculo-palpébraux, je fis des recherches avec le *verre n° 3*. J'aperçus alors sur la cornée un petit corps parfaitement noir, enchâssé dans cette membrane. J'en opérai l'extraction à l'aide du même verre, ce qui fut assez difficile, à cause de l'irritabilité de l'œil qui ne pouvait supporter la lumière, et il me fallut revenir à la charge à plusieurs reprises. Les mouvements de l'œil recouvrèrent immédiatement leur liberté. Ce petit corps rond et noir, que la malade put apercevoir sur mon ongle, à l'aide du verre grossissant, était dur, et ne s'écrasa sous l'aiguille qu'après de fortes pressions. Il me parut être une parcelle de charbon de terre.

DEUXIÈME CAS. — *Inflammation simulant un corps étranger.*

Madame L...., restaurateur à Paris, me fut envoyée, en 1849, par son pharmacien auquel elle s'était adressée, pensant qu'il lui était entré quelque chose dans l'œil gauche. En effet, elle avait ressenti instantanément une douleur vive dans cet organe, sans autre cause appréciable qu'un violent mouvement de colère. Après les plus minutieuses recherches, je ne découvris aucun corps étranger; et bien que la cornée eût conservé toute sa transparence, je n'en crus pas moins, en raison des symptômes observés, au début brusque d'une inflammation de cette membrane. Un traitement énergique fut employé; mais malgré cela, le lendemain, un point très-limité de la cornée était devenu trouble, et un épanchement interlamellaire se développa. Le traitement enraya la marche de l'abcès, qui fut résorbé sans s'ouvrir et sans laisser aucun trouble dans la vision; mais la violence et l'instantanéité du début laissent à supposer que si on avait cru à la seule présence d'un corps étranger, nécessairement très-petit, puisqu'une forte loupe ne pouvait le faire reconnaître, et qu'un traitement abortif ne fût pas intervenu, on aurait eu une large suppuration, et peut-être une cicatrice indélébile, très-compromettante pour la vision.

Il peut encore arriver qu'une parcelle métallique, détachée par le choc d'un instrument sur la pierre, le grès ou le métal, vienne frapper l'œil, et qu'on ne puisse en reconnaître la nature. Cette parcelle ayant acquis par le choc une haute température, ou même étant en ignition, s'oxide immédiatement en se fixant dans la cornée, avec laquelle elle semble se combiner.

m'étais pas trompé dans ma supposition, je proposai l'opération, qui fut acceptée, et que je pratiquai au domicile de M. Columeau, le 4 août 1850. Je ne plaçai que le refouleur supérieur, abaissant moi-même la paupière inférieure (*pl. I, fig. 3, œil droit*), et opérant avec l'aiguille de Beer par scléroticonyxis, suivant le procédé de la réclinaison. M. Columeau s'était chargé de tenir lui-même la tête de sa mère; mais pendant la manœuvre, ayant par curiosité avancé sa tête au-dessus de celle de l'opérée pour regarder dans l'œil, le jeu

---

M. ..., sculpteur sur pierre, en travaillant au Palais de Justice, reçut, le 19 mai 1853, un corps étranger dans l'œil droit, ce qui l'obligea à suspendre immédiatement ses travaux. Il me fut adressé par un médecin voisin, M. Musson, qui avait inutilement tenté l'extraction à l'aide des barbes d'une plume. On apercevait sur la cornée une tache qui, même vue à la loupe, faisait à peine relief, de couleur brunâtre vers son milieu, et prenant une teinte jaune-rougeâtre vers sa circonférence, où elle se confondait avec le tissu. C'était une parcelle en ignition qui, détachée du ciseau, s'était implantée dans la cornée en produisant l'ustion du point touché. Je procédai à l'extraction qui, dans ces cas, est assez longue, car la substance est devenue friable sous l'aiguille, et ne s'enlève que par fragments. Quand la partie saillante est enlevée, il reste au fond de la petite plaie une coloration jaune-rougeâtre, analogue à celle que j'ai dit exister à la circonférence. C'est encore là une combinaison chimique du métal en ignition avec le tissu. Si cette tache se trouve en dehors du champ de la pupille, il n'y a pas urgence de l'enlever complétement, puisqu'elle ne doit pas gêner la vision. Il suffit que la partie formant relief soit extraite, afin que le jeu de l'œil sous les paupières devienne libre. En effet, pour la faire disparaître entièrement, il faut faire une véritable abrasion de la cornée, quelquefois même assez profonde, si le corps a pénétré profondément; car, comme l'oxide métallique s'est combiné avec le tissu, il devient indispensable, pour arriver à son but, d'enlever la partie contiguë du tissu lui-même, ce qui constitue une opération assez fatigante pour le malade.

Mais si cette tache est située dans le champ de la pupille, comme elle l'était dans le cas présent, il est très-important de pousser l'abrasion jusqu'au bout à l'aide de l'aiguille à cataracte; autrement, il resterait une coloration persistante, un véritable tatouage, qui pourrait gêner considérablement les fonctions visuelles. En procédant à plusieurs reprises, et laissant dans les intervalles reposer le patient, je parvins à extraire la partie la plus profonde de la coloration, qui se détacha sous la forme d'une pellicule jaune-rougeâtre, offrant une certaine consistance, et pouvant facilement s'étaler sur l'ongle.

Le pince-nez-loupe me fut encore d'un grand secours dans cette circonstance.

Cet instrument est encore d'une grande utilité pour l'extraction des cils dans le traitement palliatif du trichiasis. Les cils, en effet, sont quelquefois si fins qu'on ne peut les voir qu'à la loupe, et qu'il devient impossible de les arracher sans le secours d'un verre grossissant. On enlève bien les plus apparents, mais ceux qui ne font que sortir du tissu échappent à la vue, et souvent, dès le lendemain, le malade est obligé de venir de nouveau réclamer l'opération. J'ai un certain nombre de malades qui seraient dans ce cas, si à l'aide du verre grossissant je n'étais parvenu à diminuer de beaucoup la fréquence de l'arrachement de leurs cils. Je n'en citerai que le dernier cas observé.

M. Briant, couvreur, rue Galande, 47, me fut adressé au Dispensaire Notre-Dame, où il fut inscrit sous le nº 5064, le 16 avril 1853, par M. le baron Philippe Boyer, chirurgien à l'Hôtel-Dieu. Depuis plus de trois ans, cet homme a été sujet à l'inflammation du bord ciliaire des paupières, aux deux yeux, avec direction vicieuse consécutive de cils très-fins, courts et blanchâtres, qui viennent irriter le globe de l'œil, et y produisent de la rougeur, du larmoiement et de la photophobie. Ces symptômes cessent complétement quand on a fait l'extraction des cils déviés, pour reparaître quand ces cils redeviennent saillants. Le malade alors ne peut lever la tête en face du jour sans faire de grotesques contorsions du visage, et sans tirer malgré lui la langue hors de la bouche, ce qui semble l'aider à supporter la lumière. Il s'est depuis le début de sa maladie souvent présenté dans différents hôpitaux pour se faire extraire les cils.

de la lance brillant de son éclat métallique dans la pupille dilatée par la belladone l'impressionna tellement, qu'il fut pris de syncope, et, sans que je m'en aperçusse, abandonna son rôle, tandis que la patiente, qui avait à peine souffert, continuait à garder d'elle-même l'immobilité nécessaire. L'opération terminée à l'œil gauche, M. Columeau, qui était revenu de son émotion, reprit de nouveau son poste pour celle de l'œil droit, et cette fois sans accident, car il se garda d'être aussi curieux. Le succès fut complet des deux yeux, et la malade retourna dans son pays, où elle vécut encore près de trois ans, y voyant très-bien jusqu'à ses derniers moments.

Dans les opérations que j'ai pratiquées seul depuis, cataractes, extractions scléroticales, pupilles artificielles, etc., ce petit inconvénient, qui, du reste, ne m'avait gêné en rien, ne s'est jamais reproduit, bien que des femmes même m'aient servi d'aides (1). Mais je n'en prends pas moins la précaution d'engager

---

Tantôt on les lui a extraits, tantôt on les lui a coupés avec des ciseaux, et souvent, faute d'instruments, on l'a renvoyé sans le soulager, de sorte que sa profession de couvreur, qui l'oblige à être continuellement au soleil et au vent, lui était devenue très-pénible. Chez lui, les cils sont excessivement fins, difficiles à saisir à cause du blépharo-spasme, et sans un grossissement on en laisserait indubitablement un certain nombre qui, dès le lendemain peut-être, reproduiraient les accidents. Il lui suffit maintenant de venir tous les quinze jours au Dispensaire, et dans l'intervalle il est parfaitement tranquille.

Les verres n° 7 ou n° 3 suffisent le plus généralement, et offrent l'avantage qu'on peut sans embarras les avoir toujours sur soi. Dans le cas où il faut un grossissement plus considérable, le pince-nez-loupe ne peut plus servir, parce que l'opérateur serait obligé de s'approcher si près du malade, que la rencontre des éminences nasales deviendrait gênante ou désagréable, que la lumière serait interceptée, et que la main n'aurait plus assez d'espace pour se mouvoir. J'ai fait monter, par M. Chevalier, un verre *biconvexe n° 1 (pl. II, fig. 5)*, sur une tige brisée, se coudant à angle droit. L'extrémité, C, de cette tige est tenue entre les dents, de sorte que le verre n° 1, A, se trouve placé à distance, en face de l'œil de l'opérateur, et peut être approché aussi près qu'on le veut de l'œil de l'opéré. L'éloignement de l'œil de l'opérateur du verre grossissant ne diminue que très-peu la longueur du foyer, de sorte qu'il reste toujours assez d'espace entre l'œil de l'opéré et la lentille pour faire agir l'aiguille ; et on trouve à cet éloignement un avantage, c'est qu'on force le grossissement. Si, en effet, on met le verre tout contre son œil, et qu'on regarde un objet à travers ce verre, l'objet paraîtra moins gros que cela n'aura lieu, lorsque le verre aura été éloigné de l'œil, et qu'après avoir cherché quelques instants on aura trouvé le point de vision, c'est-à-dire le foyer définitif de la lentille.

La longueur du manche, C, de cette *loupe à bouche* jusqu'à l'articulation, B, est de 15 centimètres; mais on peut, suivant sa commodité, la diminuer en l'enfonçant davantage dans la cavité buccale. L'articulation, B, sert à fermer l'instrument, si on veut le mettre dans un étui, pour le transporter.

(1) En voici un exemple que je rapporterai, parce qu'il m'a fourni l'occasion de faire le premier l'application, à l'extraction scleroticale des fausses membranes dans les cataractes secondaires, d'une nouvelle pince dont l'idée appartient à mon confrère Leport de Rouen, instrument qu'il me chargea, lors d'un voyage que je fis dans cette ville en décembre 1852, de faire confectionner à mon retour à Paris, d'après les bases que nous avions arrêtées ensemble.

Madame M...., âgée de 67 ans, rentière, à Gentilly (Seine), me fut présentée dans le courant de l'été de 1852 pour un trouble de la vue, existant depuis déjà assez longtemps, mais ayant fait en quelques mois des progrès assez rapides pour que la vision fût abolie dans l'œil droit. Je reconnus une cataracte lenticulaire semi-dure, complète à droite et incomplète à gauche, où il restait un certain degré de vision. J'engageai la malade à attendre que la cataracte fût complète des deux côtés, afin d'opérer les deux yeux en même temps, et de lui épargner ainsi les ennuis de deux opérations succes-

les personnes à ne pas regarder les manœuvres de l'opération. Au besoin, on pourrait se passer de toute espèce d'assistance en plaçant l'opéré dans l'en-

---

sives et de leurs traitements consécutifs. Elle attendit, en effet, jusqu'au mois d'octobre.

Mais, comme les progrès de la cataracte incomplète ne se faisaient pas assez vite à son gré, elle me déclara qu'elle voulait provisoirement être opérée de l'œil où la vision était perdue. Je pratiquai donc, le 11 octobre 1852, a l'œil droit, l'opération par scléroticonyxis et réclinaison; et comme j'avais annoncé que je n'aurais pas besoin d'amener d'aide si une personne de bonne volonté voulait me prêter son concours, la fille même de la malade se proposa pour fixer la tête de sa mère; elle s'acquitta, je dois le dire, parfaitement de cette fonction, et l'opérée put distinguer immédiatement tous les objets qu'on lui présenta. Toutefois, malgré le traitement, qui fut aussi énergique que possible (saignées, drastiques, frictions hydrargyriques, belladonées, calomélas poussé jusqu'à salivation), l'inflammation consécutive amena, dans le champ de la pupille, une exsudation fibroplastique, suite d'iritis, et il me fallut, deux mois après, faire l'extraction scléroticale de cette fausse membrane. L'ouverture pupillaire avait conservé son étendue normale, parce que j'avais eu soin, pour éviter l'atrésie de la pupille, d'insister fortement sur les mydriatiques, mais les adhérences de la cataracte secondaire existaient dans toute la circonférence de la pupille.

Ce fut encore, cette fois, la fille de la malade qui se chargea de fixer la tête, et qui le fit encore sans le moindre inconvénient. J'employai pour cette extraction la nouvelle pince de mon confrère Leport, à laquelle il a donné le nom de *pince-membrane ;* je réussis parfaitement à saisir toute la pseudo-membrane avec assez de solidité et par une assez grande surface pour que non seulement elle ne s'échappât point des mors de l'instrument, mais aussi pour que, sans se rompre, elle pût se détacher de ses adhérences iridiennes et être tout entière amenée au dehors. Elle était de consistance médiocre, et assez opaque pour n'avoir laissé subsister que l'impression de la lumière sans perception de la forme des objets, qui, immédiatement après l'opération, purent sans difficulté être reconnus.

Voici le dessin de ce nouvel instrument (*pl. II, fig.* 6), que M. Leport m'a chargé de présenter pour lui à l'Academie de médecine de Paris, avec la description qu'il en donne et les appréciations qu'il en fait. Le texte original de cette note explicative a été remis à MM. les professeurs Laugier et Gerdy, membres de l'Académie, qui ont été nommés commissaires dans la séance du 24 mai 1853, où la presentation a eu lieu. Seulement, l'auteur voudra bien me pardonner d'en retrancher ici quelques expressions louangeuses à mon adresse, que nos relations d'amitié auraient pu faire prendre pour de la camaraderie :

« J'ai toujours pratiqué, dans les fausses cataractes secondaires, les extractions sclé-« roticales, jusqu'à l'invention de mon *pince-membrane,* de la manière suivante. Je « faisais, comme M. Sichel, une ponction-incision à la sclérotique avec le couteau « lancéolaire de Beer ; cette ponction-incision d'avant en arrière et un peu au-dessus « du diamètre de l'œil, pour éviter l'artère ciliaire longue. Par cette ouverture, il est « possible d'introduire divers instruments. Habituellement, je me servais d'un simple « crochet à pupille artificielle pour détacher la fausse membrane. Quand il était in-« suffisant, je me servais de la pince de M. Sichel. Je n'avais jamais été partisan des « différentes sertelles, inventées dans ces derniers temps. En effet, ces sertelles « peuvent se déranger dans leur mécanisme compliqué, et, en somme, elles ne saisis-« sent pas une plus large surface que la pince de M. Sichel. L'avantage seul qu'on « leur attribue est d'éviter une ponction préalable de la sclérotique, et de ne faire « qu'une simple piqûre, comme dans l'abaissement. Quant à moi, je suis loin de trou-« ver un avantage à cette simple piqûre. On sait, en effet, que les plaies par instru-« ment piquant sont plus graves que les plaies par instrument tranchant; et encore « ces sertelles ne font jamais une piqûre aussi nette qu'une simple aiguille à cata-« racte, puisque leur extrémité, qui doit s'ouvrir en deux ou trois, ne peut jamais pré-« senter l'uni et le tranchant d'une aiguille ordinaire à cataracte. C'est, au contraire, « un inconvénient d'avoir une simple piqûre d'entrée; car si, par une cause inatten-

coignure d'une fenêtre, qui servirait d'appui postérieur et de soutien latéral à la tête, si toutefois l'appartement était disposé de telle façon que la lumière arrivât convenablement sur l'œil à opérer.

« due, la sertelle devient insuffisante, et d'autres instruments deviennent nécessaires, « on est dans l'impossibilité de les employer, à moins de faire une ponction-incision, « ce qui offre plus de chance à l'inflammation et à l'écoulement de l'humeur vitrée. En « effet, dans une ponction-incision faite sur une piqûre, les lèvres de la plaie peuvent « être mâchées; l'humeur vitrée, ayant déjà été désagrégée par la manœuvre des ser- « telles, a plus de tendance à sortir. Une partie d'humeur aqueuse et quelque peu d'hu- « meur vitrée s'étant écoulée par le trou de la sertelle, l'œil sera moins tendu et la « ponction-incision plus difficile à effectuer nettement. Quel avantage nous offre, au « contraire, une ponction-incision préalable à la sclérotique? Jamais d'inflammation « consécutive grave; la possibilité de se servir de crochet, pince, palette, sertelle « même, enfin de tout instrument nécessité par des circonstances imprévues avant l'o- « pération. Il m'est même arrivé, dans certains cas, de faire une pupille artificielle par « décollement, à l'aide d'un crochet introduit par la plaie scléroticale, quand je n'avais « pu réussir à saisir et extirper la fausse membrane. Quant à la sortie de l'humeur vi- « trée, en évitant la pression du globe, la quantité écoulée est insignifiante. Je don- « nais donc la préférence au procédé dont M. Sichel est l'inventeur, à savoir, la ponc- « tion-incision préalable, et ensuite à l'emploi de la pince de cet illustre oculiste. Il ar- « rivait des cas néanmoins où la fausse membrane glissait des mors de la pince, ou « qu'elle se laissait déchirer linéairement sans se détacher, ce qui ne laissait pas des « intervalles assez grands pour le passage de la lumière, et ce qui nécessitait une opé- « ration instantanée ou postérieure de pupille artificielle. Le seul reproche que je « pouvais adresser à la pince de M. Sichel était de ne saisir la fausse membrane que « par une petite surface, de la laisser quelquefois échapper, ou de ne la déchirer que « linéairement. Aussi, depuis longtemps, mûrissais-je l'invention d'une pince sai- « sissant par une surface plus large. Voici celle que j'ai fait fabriquer dernièrement à « Paris, chez M. Matthieu, par l'intermédiaire de mon ami Vauquelin, medecin ocu- « liste à Paris. Le corps de la pince est à peu près celui de la pince de M. Sichel, si ce « n'est qu'il est plus arrondi, afin de pouvoir faire tourner la pince plus facilement « dans les doigts Les mors de la pince sont constitués par deux petites palettes (A « et B, palettes grossies) lancéolaires. La palette antérieure, B, un peu moins large et « moins longue que la postérieure, est piquante et tranchante; elle est transpercée par « six petits trous. La palette postérieure, A, est un peu plus large et un peu plus longue « que l'antérieure; sa pointe et ses bords sont mousses; la pointe mousse de la pa- « lette postérieure est un peu creusée pour que la pointe aiguë de la palette anté- « rieure s'y colle parfaitement, et ne fasse qu'un seul corps quand la pince est fermée. « Elle est garnie en dedans de six petites pointes ou chevilles, qui entrent et s'engrè- « nent parfaitement dans les six petits trous de la palette antérieure.

« Je dois déclarer que l'idée des pointes entrant dans les trous m'a été donnée par « mon ami le docteur Vauquelin. J'avais d'abord pensé à faire la palette postérieure à « bords relevés, de manière à ce que la palette antérieure s'y engageât hermétique- « ment; mais j'adoptai de suite l'idée de mon confrère, qui se chargea de faire con- « fectionner le *pince-membrane* par M. Matthieu, fabricant d'instruments de chirur- « gie. J'avoue que je n'étais pas sans crainte sur le plus ou moins bon engrenage des « pointes dans les trous; mais lorsque j'ai reçu dernièrement mon pince-membrane et « que j'ai pu en vérifier la précision, je n'ai eu qu'à admirer la rare habileté du con- « fectionneur. Tout inventeur d'instrument a généralement un faible pour son inven- « tion, et y montre quelquefois des avantages que les autres n'y trouvent pas. Aussi, « suis-je heureux d'ajouter que mon pince-membrane, avant même que j'eusse reçu le « premier modèle, a été employé, il y a quelques mois, avec un plein succès par mon « confrère le docteur Vauquelin, dans une extraction scléroticale.

« Voici maintenant la manœuvre de cette pince : on l'introduit fermée, et comme « dans cette position elle est mousse, elle ne peut heurter les lèvres de la plaie ni s'y

DEUXIÈME INSTRUMENT.

Pince fixe-sonde, pour le cathétérisme de la trompe d'Eustachi.

La première partie de l'appareil précédent, c'est-à-dire les plaques frontale B et labio-faciale C (*pl. II, fig.* 7), servent ici de support à la pince mobile F, qui saisira la sonde G. On peut employer indifféremment, soit la plaque labiale J (*pl. I, fig.* 3), soit la plaque labio-faciale C (*pl. II, fig.* 7). On y visse d'abord les étaux I I (*fig.* 7), l'un du côté du nez, l'autre de l'autre. On les ouvre et on engage entre leurs branches les deux tenons plats du curseur D, sur lequel se meut la pince. On serre les étaux, et on a ainsi une base solide sur laquelle on pourra fixer la pince en face de l'une ou de l'autre narine, à l'aide de la vis de pression E, placée au-dessous. Cette pince F, composée de deux branches garnies sur leurs faces correspondantes de deux bandes épaisses de caoutchouc, se ferme à sa partie supérieure à l'aide d'un cliquet J; et quand elle est fermée, les deux bandes de caoutchouc se touchent dans toute leur hauteur. Elle est mobile sur son axe, afin de pouvoir présenter les faces aplaties de ses branches parallèlement à la direction donnée à la sonde.

Pour se servir de l'instrument, les branches de la pince étant ouvertes de toute leur grandeur pour ne pas gêner la manœuvre de la sonde dans le cathétérisme, on introduit la sonde dans la trompe d'Eustachi, et tandis qu'on la maintient en place dans la position convenable avec la main qui a sondé, avec l'autre on amène le centre de la pince juste au-dessous de la sonde, et on serre la vis de pression. On fait alors mouvoir la pince sur son axe, de manière à amener les faces correspondantes de ses branches dans une direction parallèle à la direction de la sonde, et en réunissant avec le pouce et l'index les deux branches, on les ferme à l'aide du cliquet. La sonde se creuse dans les deux bandes élastiques de caoutchouc une encoche ou mortaise qui l'enveloppe exactement de toutes parts sans déranger en rien sa position.

L'élasticité de la mortaise en caoutchouc laisse à la sonde ainsi maintenue une certaine élasticité, qui empêche l'extrémité engagée dans la trompe de comprimer désagréablement, douloureusement même, les parois de ce conduit, ce qui arrive avec les pinces simplement métalliques à encoches creusées d'avance dans l'acier des appareils frontaux ordinaires, tels que ceux d'Itard et de Kramer. Ensuite, dans ces appareils, la direction des crans étant déterminée d'avance, il s'ensuit que la direction de la sonde, qui varie nécessairement

« engager, et coule facilement. On l'introduit horizontalement, les palettes sur le « même plan que la plaie scléroticale ; suivant la commodité de l'opérateur, ce mouve- « ment s'exécute par la pronation ou la supination du poignet, ou par le roulement de « la pince dans les doigts. Le point essentiel est qu'une fois entrée dans l'humeur vi- « trée, derrière l'iris, on lui fasse faire un demi-tour, que l'on ouvre les palettes en des- « serrant les doigts, que la palette tranchante et percée se trouve en avant, et le « corps de la pince peu serré dans les doigts de l'opérateur. On transperce d'arrière en « avant la fausse membrane avec la palette tranchante, de sorte que cette fausse mem- « brane se trouve placée entre les deux palettes ; on serre la pince, on tire d'avant en « arrière et ensuite à soi, et on amène la fausse membrane, faisant ressortir l'instru- « ment comme il est entré. Si la fausse membrane était trop mince et trop élastique « pour se laisser détacher de l'iris, il s'y ferait toujours une perte de substance de la « largeur des palettes, ce qui laisserait une pupille assez large pour le passage de la « lumière et l'exercice d'une bonne vision. Je crois que cette pince pourrait être quel- « quefois employée, dans certaines opérations de pupilles artificielles, pour entraîner « l'iris, ou y faire une perte de substance s'il était trop mou. »

suivant les conformations individuelles, ne peut s'y accommoder sans se déplacer plus ou moins, ou, si elle est fortement engagée dans le pavillon de la trompe, sans comprimer fortement une portion de son pourtour. Il peut même arriver dans ces cas que le bec s'enfonce dans la muqueuse, et que ni l'air insufflé, ni les cordes qu'on voudrait introduire, ne puissent franchir, l'ouverture de la sonde se trouvant ainsi bouchée. En manœuvrant ma pince avec soin, on peut arriver à daguerréotyper, pour ainsi dire, la sonde dans la position qu'on lui a primitivement donnée. Ensuite, l'appareil qui sert de support est très-facile à appliquer, car il n'y a qu'à ouvrir le ressort qui embrasse la tête, et à y engager celle-ci, ce qui est infiniment plus commode et moins long que d'avoir des courroies à nouer et à dénouer, dans une opération qu'on est souvent obligé de pratiquer tous les jours, pendant quelquefois des mois entiers, sur le même malade.

Quant aux avantages qu'il y a à pouvoir ainsi tenir la sonde immobile, ils se rattachent à certains procédés de traitement où le médecin a besoin de ses deux mains, comme pour introduire dans la trompe des corps dilatants, tels que des cordes de boyau, ou bien aux recherches diagnostiques qu'il a à faire sur les bruits produits par l'air insufflé dans la caisse du tambour, cas dans lesquels il est obligé d'appliquer son oreille sur celle du malade, en même temps qu'il insuffle l'air dans la sonde. Ces recherches deviennent alors très-faciles, en se servant d'un tube ou cordon creux en caoutchouc J (*pl. III, fig.* 8), dont un des embouts s'adapte à la sonde ainsi fixée, et l'autre à la bulle de caoutchouc où l'on comprime l'air. C'est encore une grande économie de temps, lorsqu'on veut employer les vaporisations d'éther, suivant la méthode de Kramer, dans la surdité nerveuse; car le malade, une fois installé devant le ballon à déplacement auquel il est relié par le cordon creux en caoutchouc, peut rester ainsi tout le temps voulu sans qu'on ait à s'occuper de lui. On peut même réunir autour du même ballon, qui porte alors plusieurs tubulures, comme j'en ai fait faire un, plusieurs malades à la fois (1). Il faut, dans ce cas, autant de sondes et d'appareils

(1) Mon appareil (*pl. III, fig.* 8) diffère de celui de Kramer par diverses modifications que j'y ai apportées, et qui le rendent non-seulement plus commode, mais encore propre à remplir des indications thérapeutiques plus nombreuses.

« L'appareil de Kramer ne se compose, comme il en donne la description, que d'un grand flacon de la contenance de 10 litres, fermé par un bouchon dans lequel passent deux tuyaux de cuivre pourvus chacun d'un robinet. L'un de ces tubes est muni, à son sommet, d'un petit entonnoir dans lequel on peut verser de l'eau; l'autre reçoit un long tube flexible servant à conduire les vapeurs d'éther jusque dans l'intérieur de l'oreille moyenne. Pour se servir de cet appareil, on ouvre le robinet de celui des tuyaux qui est terminé par un entonnoir, et on introduit par là dans le vase la quantité d'éther dont on a besoin. Bientôt l'éther se vaporise par le seul fait de la température ambiante. Ces vapeurs remplissent le grand vase, font effort contre ses parois, et si l'on ouvre alors le robinet de l'autre tube, elles s'en échappent avec un sifflement aigu. Pour entretenir la sortie de ce fluide élastique, on verse peu à peu dans l'entonnoir une certaine quantité d'eau froide qui tombe dans le vase, et prend la place des vapeurs qui s'échappent. »

Le mien se compose d'un flacon B (*pl. III, fig.* 8) de la contenance de 12 litres, à trois tubulures supérieures et à une tubulure inférieure. Des trois tubulures supérieures, celle du milieu reçoit un entonnoir à robinet D, plongeant par son extrémité jusqu'au fond du vase. Les deux latérales, munies de tubes en cuivre également à robinet C et C', sont destinées à recevoir les cordons creux en caoutchouc, J, qui conduiront les vapeurs dans les sondes maintenues par deux pinces fixe-sonde (*pl. II, fig.* 7) dans les trompes de deux malades à la fois, si on juge convenable de les traiter simultanément.

pour les fixer que de malades traités simultanément, mais il y a encore là une grande économie de temps. Ces séances *ne sont nullement fatigantes pour les malades*, et je ne les ai jamais entendus se plaindre, à la suite de l'application de mon appareil fixe-sonde, de la gène, de la fatigue, de l'irritation de la tête

---

Par l'une des tubulures latérales passe un fil G, supportant une capsule en porcelaine H, destinée à recevoir l'éther, et à l'empêcher de se mélanger avec l'eau qu'on introduira pour déplacer les vapeurs. Quand l'eau montera dans le vase, la capsule flottera à la surface du liquide sans pouvoir être submergée, le liquide étant conduit par l'entonnoir jusqu'au fond du vase en N. La tubulure inférieure est munie d'un tube gradué en verre K, remontant en dehors le long du flacon, et fermé à son extrémité supérieure par un bouchon I. Ce tube sert ainsi de manomètre indiquant la tension des vapeurs dans l'intérieur du vase, par le degré d'ascension de l'eau dans ce tube.

L'entonnoir du flacon se relie par un tube creux en caoutchouc F au réservoir en verre A, d'une contenance aussi de 12 litres, placé sur un support L, au-dessus de ce flacon, et muni d'un robinet E. En remplissant le réservoir d'eau, et ouvrant le robinet de l'entonnoir plus ou moins largement, suivant la rapidité avec laquelle on voudra chasser les vapeurs, l'appareil fonctionnera seul sans qu'on ait besoin de s'en occuper, tant qu'il y aura de l'eau dans le réservoir, c'est-à-dire jusqu'à ce que toutes les vapeurs contenues dans le flacon aient été déplacées. En ouvrant le robinet de l'entonnoir aux trois quarts, il faudra un quart d'heure pour ce déplacement; et si deux malades sont traités à la fois, chacun aura par conséquent reçu dans cet espace de temps, et avec une force tellement ménagée qu'il s'en sera à peine aperçu, six litres de vapeurs d'éther mélangées d'air. Si on veut prolonger la séance, ou si on a d'autres malades en traitement, il suffit de faire tourner le manomètre qui sert alors d'ajutage d'écoulement, de K en K', pour vider le flacon. On reçoit le liquide dans un seau, et on le verse de nouveau dans le réservoir.

Si on ne traite qu'un malade à la fois, et qu'on laisse l'appareil dans les conditions précédentes, en fermant seulement le robinet qui ne servira pas, on aura nécessairement une force double, puisque dans le même espace de temps les douze litres de vapeur auront passé par un seul robinet. Pour n'avoir que la même force il faudra donc fermer davantage le robinet de l'entonnoir, de manière à ce que dans un quart d'heure il ne passe que six litres de liquide.

Si on veut, au contraire, avoir une force plus considérable, on ouvre tout à fait le robinet de l'entonnoir. Si on ne trouvait pas cette force suffisante, on pourrait encore l'augmenter en fermant les robinets latéraux, et laissant celui de l'entonnoir ouvert. Le liquide descendra un certain temps dans le flacon en comprimant les gaz qu'il contient, jusqu'à ce que leur tension étant égale à la pression du liquide, celui-ci cesse de couler, ou que ces gaz, se frayant tout à coup un passage à travers le liquide contenu dans le conduit, aillent en bouillonnant faire irruption dans le réservoir. Si avant cette irruption on enlève le bouchon I du tube manomètre, l'eau s'élance en jet à une grande hauteur par la pression du gaz. Si, au contraire, on ouvre les robinets latéraux, les gaz s'échapperont en sifflant, ce que je n'ai jamais vu se produire par la seule volatilisation de l'éther à la température ambiante, comme le dit Kramer dans la description de son appareil; à moins que cette température ne fût d'au moins 24 degrés, et encore ce petit bruit ne durait qu'une seconde. Peut-être opérait-il à une température comparativement plus élevée.

La capsule qui contient la quantité d'éther qu'on veut employer, et qu'on y verse en ôtant le bouchon de la tubulure par où passe le fil G qui supporte cette capsule, a pour but d'empêcher l'éther de se mélanger à l'eau qui arrive dans le flacon, ce qui nuirait à sa vaporisation. Malgré cela on n'a toujours qu'une faible quantité de vapeur éthérée, puisque le flacon est déjà rempli d'air. Quand j'ai voulu avoir des vapeurs plus actives, il m'a suffi de faire le vide dans le flacon à l'aide d'une pompe à ventouses adaptée à l'un des cordons creux J, pour que ce flacon se remplît de vapeurs éthérées à peu près exemptes d'air, si l'aspiration avait été prolongée assez longtemps, l'éther s'étant vaporisé à mesure que j'épuisais l'air.

que Kramer dit être occasionnées par son bandage frontal, et qui, suivant lui, donneraient lieu sur le moment à une augmentation accidentelle de la surdité, augmentation qui, du reste, se dissiperait habituellement au bout d'une demi-heure pour faire place à une amélioration réelle.

TROISIÈME INSTRUMENT.

Pince conductrice des cordes de boyau dans la trompe d'Eustache.

Lorsqu'on veut introduire, suivant le conseil de Kramer, une corde de boyau dans la trompe d'Eustache, il arrive souvent, qu'en raison même de la longueur de cette corde, qui doit parcourir toute la longueur de la sonde, plus, celle de la trompe, pour arriver à la caisse du tympan, cette corde fléchit si elle n'offre pas une certaine résistance. M. Menière nie même qu'on puisse arriver ainsi à pénétrer jusque dans la caisse, et a, pour remplacer les cordes, employé des tiges métalliques. Le plus souvent, néanmoins, la corde mi, ou chanterelle du violon, y arrive avec assez de facilité, ce qu'on apprécie par la sensation qu'éprouve le malade, et en retirant au bout d'un certain temps la corde et la sonde dont on a soin de conserver les rapports. On trouve alors au delà du bec de la sonde une longueur de corde de la longueur du conduit, offrant sa direction, humide et un peu gonflée, si on l'a laissée en place un certain laps de temps, un quart d'heure par exemple. Si on a retiré la sonde, et qu'on ait laissé la corde en place jusqu'au lendemain en la fixant à la lèvre avec un morceau de taffetas d'Angleterre, on la trouve alors plus que doublée de volume.

Mais si on veut introduire une corde plus fine, on aura beaucoup d'avantage à diminuer sa longueur, puisqu'ainsi on augmentera sa résistance. C'est pour cela que j'ai imaginé la petite pince que je présente, et qui peut porter la corde à une certaine profondeur dans la sonde, précisément dans la partie la plus large, où la corde, n'étant pas soutenue par les parois du tube, a une tendance naturelle à se fléchir sur elle-même.

Cette pince, F D, qui s'ouvre par l'élasticité de ses branches (*pl. III, fig.* 9), est recourbée à angle presque droit à son extrémité D, qui en constitue les mors. Une seconde tige G, qui se meut parallèlement à celle de la pince, porte un anneau qui fermera la pince lorsqu'on le fera glisser jusqu'auprès de ses mors. Quand la corde sera arrivée à sa destination, on tirera sur la tige de cet anneau pour l'éloigner des mors de la pince, en maintenant celle-ci en place, et la corde cessera d'être saisie. On aura soin de retirer l'anneau tout à fait hors de la sonde pour qu'il n'y reste plus que la tige de la pince et la corde. On enlèvera alors la pince, en maintenant, avec l'autre main, la corde contre le pavillon de la sonde, dans la crainte que cette corde ne soit entraînée pendant le retrait de la pince.

Dans l'application, on doit mesurer d'abord une longueur de corde égale à la longueur du cathéter A, en ajoutant en plus, comme le conseille Kramer, 4 à 5 centimètres C H, pour le trajet à parcourir dans la trompe. On fait à la corde, en cet endroit, une marque avec de l'encre E; on met alors la sonde en place

---

Cet appareil peut aussi servir à obtenir une plus forte compression de l'air dans les cas où il est nécessaire de lui donner une puissance d'expansion plus grande. Il suffit pour cela de remplacer la pompe à ventouse par une pompe foulante; mais il faut, dans ce cas, avoir l'habitude de manœuvrer l'instrument, et d'observer le manomètre, dont on se gardera de trop serrer le bouchon I, qui remplit alors l'office de soupape de sûreté, car on pourrait faire éclater le verre. Il faut, je le répète, de l'habitude pour l'employer à cet usage.

à l'aide de l'appareil précédent (*la pince fixe-sonde, pl.* II, *fig.* 7); puis, en introduisant la pince conductrice dans la sonde, on mesure à quelle distance cette pince peut pénétrer sans être comprimée par les parois de la sonde. On engage alors la corde entre ses mors, à une distance pareille, à partir de la marque faite avec l'encre. Sur la sonde de M. Blanchet, c'est environ 8 centimètres. En faisant attention de ne pas porter la corde dans la sonde plus loin que la marque faite avec l'encre E, on sera certain que les mors de la pince ne seront pas comprimés, et on évitera ainsi l'inconvénient d'entraîner la corde avec la pince quand on retirera celle-ci.

On pourra enduire d'une solution de gomme les 5 centimètres C H de la corde destinée à pénétrer dans la trompe, pour rendre leur glissement plus facile; mais alors il faudra se hâter d'opérer, pour ne pas laisser à la corde le temps de se ramollir, ce qui rendrait son introduction impossible. C'est, je suppose, par erreur que Kramer dit qu'il faut ramollir cette portion. Il n'a sans doute voulu parler que de la pointe, qu'on peut mâcher un peu pour en rendre le contact plus doux, comme on le fait pour les cordes qu'on introduit dans le canal nasal, lorsqu'on traite la fistule lacrymale par ce procédé. C'est cette erreur probable dans la rédaction, qui a peut-être fait dire à M. Ménière, dans sa note à la traduction, qu'il ne croyait pas au succès de la manœuvre. Il n'y a vraiment, d'ailleurs, que la partie de la corde qui fraye le passage, c'est-à-dire la pointe, qui puisse blesser, et que, par conséquent, il soit important de ramollir; car une fois introduite, la portion engagée se moulera bientôt sur le conduit en se ramollissant d'elle-même par son contact avec la muqueuse.

Pour mon compte, en agissant comme je viens de le dire, cette manœuvre m'a le plus souvent réussi; et, quand j'ai employé la chanterelle du violon, sans me servir de ma pince conductrice, il m'a quelquefois suffi pour vaincre une résistance, qui peut tenir, dans certains cas, à ce que la pointe de la corde arc-boute contre la muqueuse, ou s'engage dans une lacune, de changer la direction de cette pointe en tournant la corde entre les doigts, pour pénétrer ensuite facilement.

Dans les cas de perforation pathologique de la membrane du tympan, il m'est plusieurs fois arrivé de faire sortir la corde par le conduit auditif externe. Je n'ai pas recueilli les observations; ma s je me rappelle le cas de la femme d'un tailleur, Mme Coquant, de la rue de l'Oratoire du Louvre, chez laquelle cela m'était très facile, et sans que la malade accusât la moindre douleur. L'audition persistait à un certain degré malgré la perforation, et était améliorée par cette manœuvre, qui débarrassait la trompe des mucosités qui l'obstruaient. Souvent aussi, comme il s'agissait de dilater des rétrécissements de la trompe, il m'arrivait d'éprouver de la difficulté à un endroit précis de la longueur de ce canal, et, cet endroit franchi, la corde continuait plus facilement sa route.

M. B..., propriétaire aux environs de Toulouse, se trouvait dans ce cas. Etant à la chasse, et poursuivant un lièvre blessé, qui vint à franchir une rivière, il se jeta à la nage, tout en sueur, pour ne pas perdre la trace de l'animal, et contracta une surdité catarrhale avec rétrécissement d'un point précis de la trompe vers le milieu de ce conduit. Il passa plusieurs mois à Paris, pour son traitement, pendant l'été de 1850. Je laissais souvent la corde en place jusqu'au lendemain, en la fixant sur la lèvre supérieure avec du taffetas d'Angleterre, et rarement elle quittait la position que je lui avais donnée.

Chez M. Henry B..., négociant à Bordeaux, qui avait contracté un certain degré de surdité catarrhale dans une ascension sur le pic le plus élevé des Pyrénées, où étant arrivé en sueur, pendant la nuit, il avait été obligé d'attendre plusieurs heures sans abri et par un grand vent, pour assister à l'imposant spectacle d'un lever de soleil, il n'y avait pas de rétrécissement local, mais un engouement muqueux qui se reproduisait, et pour lequel je l'ai soigné à deux reprises, en 1849 et en 1852. Aussi les cordes passaient-elles sans grande difficulté.

Il en était de même chez M. P..., cafetier à Lyon, qui était devenu sourd des deux oreilles, à la suite d'un singulier accident. Venant de se baigner, et se reposant sur la berge du fleuve, il eut l'imprudence, dans l'état de demi-nudité où il se trouvait, d'aller s'amuser à irriter un nid de guêpes situé à une assez grande distance du bord de l'eau. Il fut à l'instant assailli des pieds à la tête par une myriade de ces insectes; mais avant qu'il eût pu regagner la rivière pour s'y plonger et se soustraire à leurs piqûres, il avait reçu de nombreux coups d'aiguillon, et les guêpes le poursuivaient encore dans l'eau, à la surface de laquelle il était forcé de tenir la tête pour respirer. Il en résulta une tuméfaction énorme de toute la tête, du visage, des oreilles, tuméfaction qui gagna les cavités nasales et la trompe elle-même, et laissa dans ce conduit une phlegmasie chronique, cause de la surdité.

EXPLICATION DES PLANCHES.

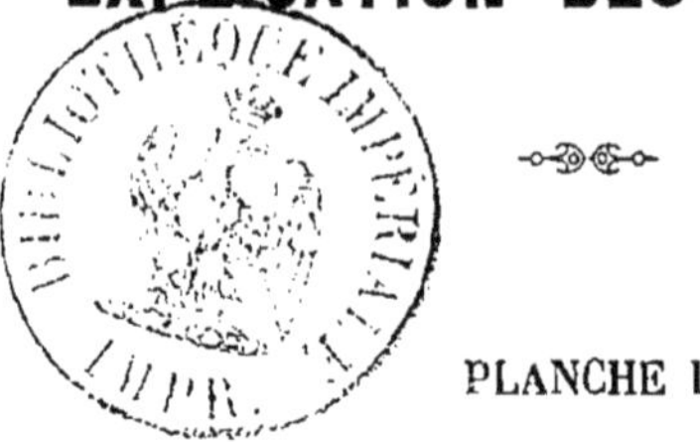

PLANCHE I.

Fig. 1. *Refouleurs et élévateurs articulés,* pouvant être isolés de l'aide fixe-paupières mécanique indépendant (Instruments de l'Auteur). Voir la description, page 33 et suiv.

Fig. 2. Application de la *suture enchevillée* à l'opération de l'entropion spasmodique, à l'aide d'une nouvelle espèce de cheville, *cheville jumelle* ou *à double branche* (Procédé de l'Auteur). Voir la description, et les cas de guérison qui s'y rapportent, page 26 et suiv.

Fig. 3. *Aide fixe-paupières mécanique indépendant* (Appareil de l'Auteur). Voir la description, page 31 et suivantes, et les observations à l'appui.

PLANCHE II.

Fig. 4. *Pince-nez loupe,* de l'Auteur, pour l'extraction des corps étrangers dans l'œil. Voir la description, à la note de la page 38 et suiv., et les observations.

Fig. 5. *Loupe à bouche,* de l'Auteur, pour l'extraction des corps étrangers imperceptibles. Voir la description, page 43.

Fig. 6. Pince pour l'extraction scléroticale des fausses membranes, dans les cataractes secondaires, ou *pince-membrane* du Dr Leport. Voir la description et la première application de l'instrument de l'ophthalmologiste Rouennais (par l'Auteur, qui, après avoir fait exécuter cette pince sur les données de son confrère et s'en être servi avec succès, l'a présentée pour lui à l'Académie de Médecine de Paris), à la note de la page 43 et suiv.

Fig. 7. Pince *fixe-sonde* pour le cathétérisme de la trompe d'Eustache dans le traitement de la surdité (Appareil de l'Auteur). Voir la description, page 46 et suiv.

PLANCHE III.

Fig. 8. Appareil à déplacement de vapeurs (Kramer), *modifié par l'Auteur,* pour le traitement de la surdité nerveuse. Voir la description, à la note de la page 47 et suiv.

Fig. 9. *Pince conductrice* des cordes de boyau dans la trompe d'Eustache (Instrument de l'Auteur). Voir la description et les applications, page 49 et suiv.

Fig. 10. *Arrache-canule,* de l'Auteur, dans le traitement de la fistule lacrymale.

DESCRIPTION.

Cet instrument, qui a été exécuté pour l'extraction d'une canule à double bourrelet ou de Pellier, ayant résisté aux autres instruments connus, se compose de :

A, branches ouvertes et offrant des dents de râpe, pressant contre les parois de la canule à extraire.

C, articulation des branches. Ces branches s'ouvrent à l'aide de la vis de pression *B*, de sorte qu'on a sur les parois internes de la canule une pression aussi forte qu'on le désire. La canule, ainsi saisie, adhère fortement à l'instrument et sera amenée au dehors, à moins qu'elle ne soit rongée par l'oxidation.

D est l'anneau qui sert à tirer sur l'instrument quand la canule est saisie.

Tous ces instruments ont été exécutés avec une grande précision par M. Mathieu (de Paris), qui en a fait figurer une partie à l'Exposition de Londres.

Imprimerie Bailly, Divry et Cᵉ, place Sorbonne, 2.

PLANCHE I.

(Fig. 1.)

(Fig. 2.)

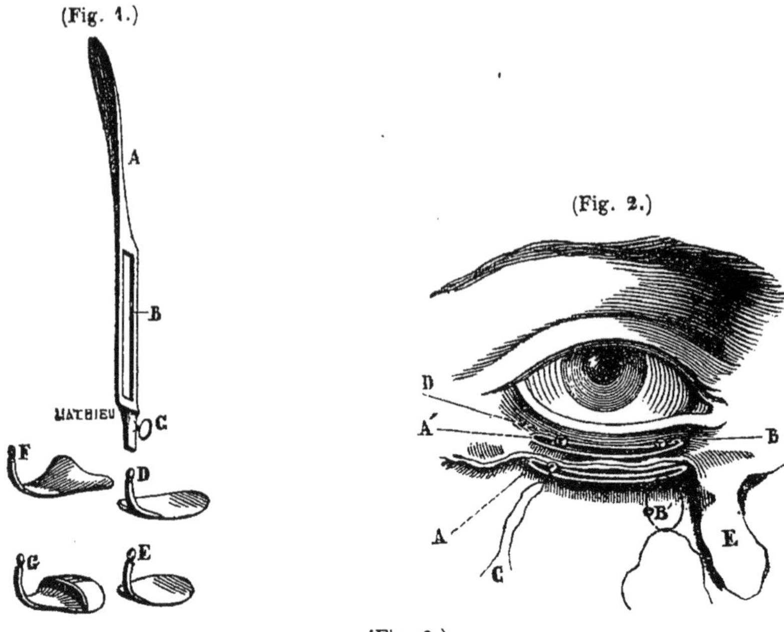

(Fig. 3.)

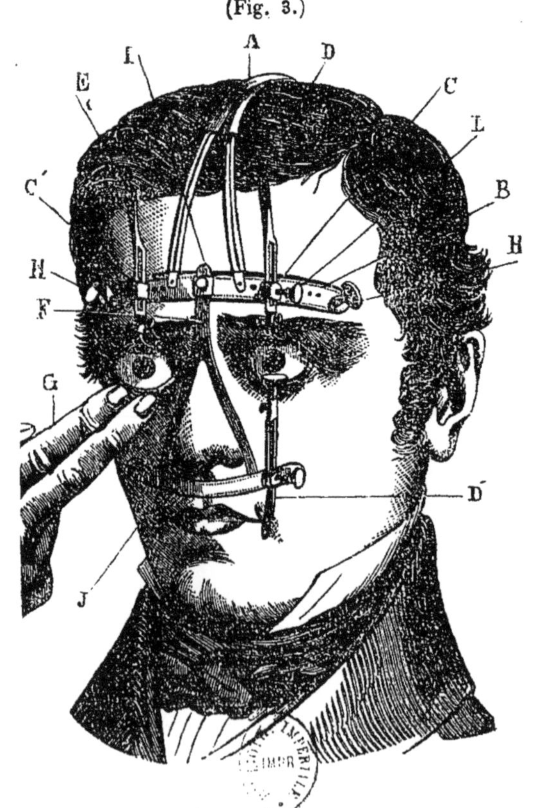

PLANCHE II.

(Fig. 4.)

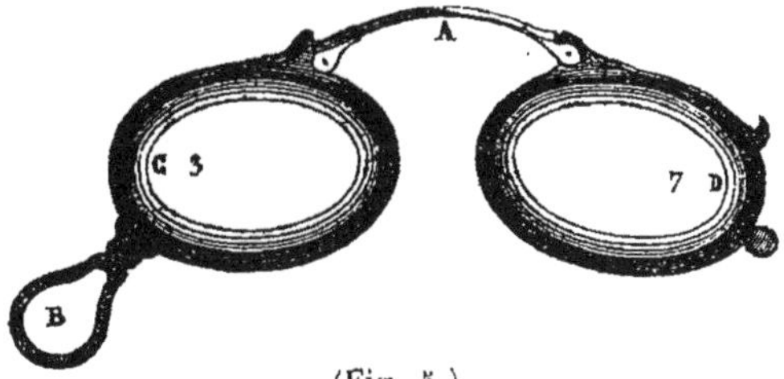

(Fig. 5.)

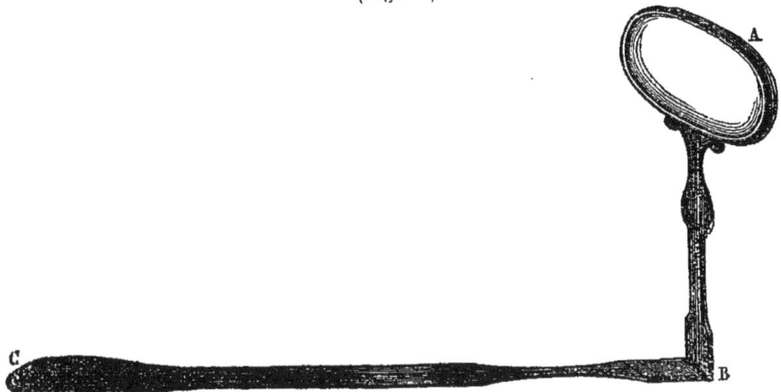

Fig. 6.)

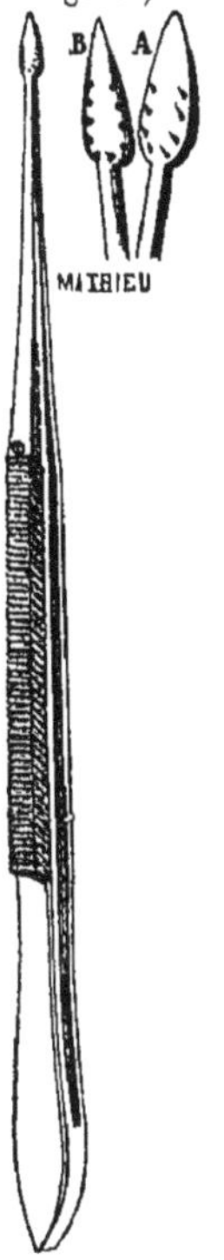

(Fig. 7.)

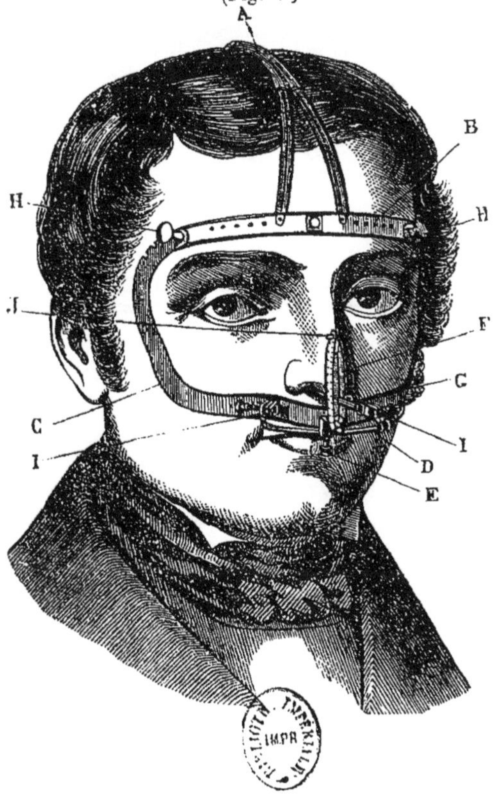

PLANCHE III.

(Fig. 8.)

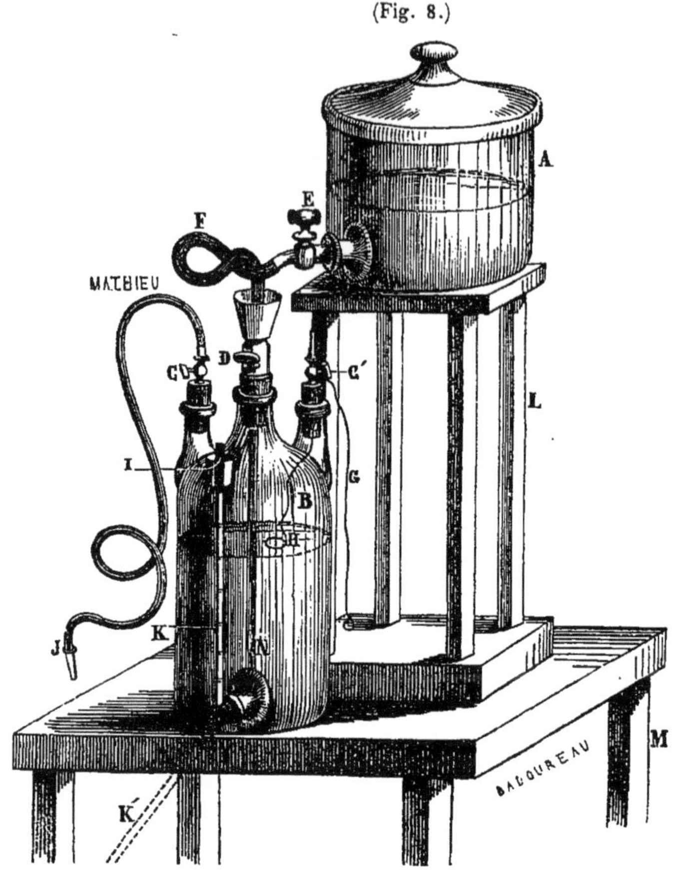

(Fig. 9.)

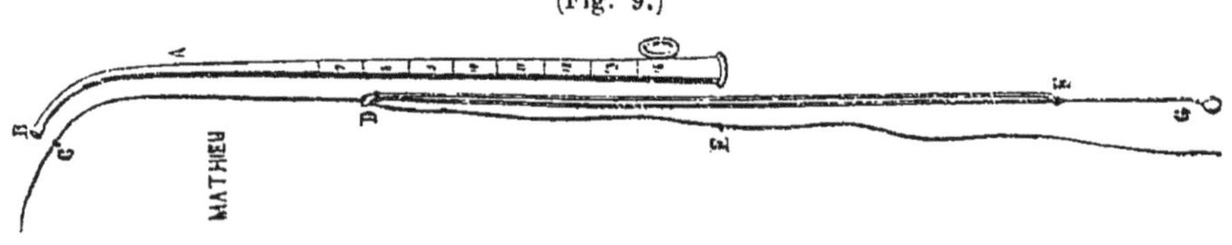

(Fig. 10.)

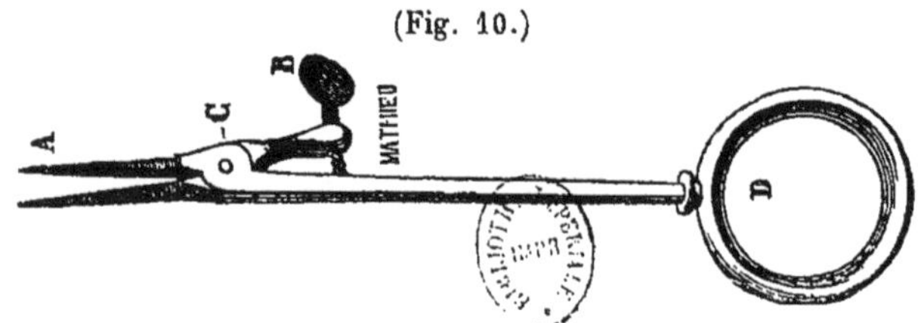

www.ingramcontent.com/pod-product-compliance
Ingram Content Group UK Ltd.
Pitfield, Milton Keynes, MK11 3LW, UK
UKHW020349220726
13923UKWH00004B/1590

9 782019 661571